Natur und Medizin

Wetterfühligkeit

Natur und Medizin

Hermann Trenkle

Wetterfühligkeit
Vorbeugen und behandeln

Der Einfluß von Wetter und Klima auf Körper und Psyche

Unter fachlicher Beratung von Prof. Dr. med. Volker Faust

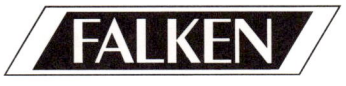

Im FALKEN Verlag sind weitere Titel in dieser Reihe erschienen:
»Akupressur« (Nr. 4419)
»Homöopathie« (Nr. 4418)

CIP-Titelaufnahme der Deutschen Bibliothek

Trenkle, Hermann:
Wetterfühligkeit: vorbeugen und behandeln; der Einfluß von
Wetter und Klima auf Körper und Psyche / Hermann Trenkle. –
Niedernhausen/Ts.: FALKEN, 1989
   (Natur und Medizin)
   ISBN 3-8068-0998-4

ISBN 3 8068 0998 4

© 1989 by Falken-Verlag GmbH, 6272 Niedernhausen/Ts.
Titelbild: Peter Udo Pinzer, Idstein
Fotos: Willy Matheisl, Deggendorf (Nr. 3, Nr. 4); Deutscher Wetterdienst, Offenbach
(Nr. 1, Nr. 2, Nr. 5 / Dr. Krügler, Hamburg, Nr. 6 / Dr. Krügler, Hamburg);
dpa (Ossinger) Frankfurt am Main (Nr. 8); Silvestris Fotoservice (Norbert Rosing),
Kastl, Oberbayern (Nr. 7)
Zeichnungen: Michael Wollert, Menden (S. 9, 13, 16, 30, 34, 39, 50, 52, 54, 55,
57, 59, 62, 74, 77, 79, 81, 82, 84, 85, 87, 88, 89, 90, 91, 100, 101, 102, 108);
FALKEN Archiv S. 24
Nachdruckerlaubnis der Bioklimakarte »Das Bioklima in der Bundesrepublik
Deutschland« nur mit Genehmigung des Deutschen Wetterdienstes, 6050 Offenbach,
und des Flöttmann-Verlages, Postfach 1630, 4830 Gütersloh.
Die Ratschläge in diesem Buch sind von Autor und Verlag sorgfältig erwogen und
geprüft, dennoch kann eine Garantie nicht übernommen werden. Eine Haftung des
Autors bzw. des Verlages und seiner Beauftragten für Personen-, Sach- und
Vermögensschäden ist ausgeschlossen.
Satzvorverarbeitung: Angela Fromm, Idstein
Satz: LibroSatz, Kriftel
Druck: Auer, Donauwörth

817 2635 4453 6271

Inhaltsverzeichnis

Vorwort

Unser Organismus wird vor allem von zwei Umweltgrößen beeinflußt: vom Wetter und vom Klima. Schon sehr früh in seiner Geschichte begann der Mensch, über die Zusammenhänge von Wetter, Klima und Gesundheit nachzudenken, beobachtete er doch, wie sein Wohlbefinden und Leistungsvermögen zwischen einem Hoch und einem Tief schwanken können. Er nimmt wahr, wie sich Temperatur und Luftfeuchtigkeit ändern, er hört den Regen, er sieht die Sonne – er fühlt, wie Hitze, Kälte, Nebel, Wind, Luft und Sonne auf seinen Körper und seine Seele einwirken: kurz, der Mensch fühlt das Wetter. Wetter- und Klimavorgänge machen sich physiologisch bemerkbar. Wer gesund ist, merkt meistens nichts davon, denn er wird mit den vom Wetter und Klima ausgehenden Reizen leicht fertig. Sein Körper kann sich spielend auf die neuen Umweltbedingungen einstellen. Manchmal geht es ihm sogar besser. Entsprechend veranlagte und besonders ältere und kranke Menschen hingegen reagieren oft mit Störungen ihres Wohlbefindens, gelegentlich mit den Anzeichen einer Erkrankung: Allein in der Bundesrepublik Deutschland reagieren 20 Millionen Menschen in irgendeiner Form auf Wetter- und Klimavorgänge. Die Folgen der industriellen und technischen Entwicklung haben uns besonders in den letzten Jahren verdeutlicht, wie sehr wir Teil unserer Umwelt, zu der auch das Wetter und Klima gehören, sind. Die Atmosphäre ist nicht mehr nur Schauplatz eines Naturgeschehens, sondern sie wird auch in zunehmendem Maß von uns selbst beeinflußt. Die Verschmutzung der Luft, insbesondere bei austauscharmen Wetterlagen, verändert die Atmosphäre. Der Mensch ist dem Wetter- und Klimageschehen nicht mehr nur passiv ausgeliefert: Er greift aktiv in die natürlichen Abläufe ein. Dabei schafft er Probleme, deren Lösung eine große Herausforderung für die Zukunft darstellen. Deshalb will dieses

Buch nicht nur Menschen, die unter dem Wetter leiden, gute Ratschläge für einen besseren Umgang mit ihren Beschwerden geben, es will auch über die Zusammenhänge zwischen Mensch, Wetter und Klima informieren.

Begriffe wie Wetterfühligkeit und Wetterempfindlichkeit werden definiert, Störungen des Befindens und krankhafte Reaktionen, die bei bestimmten Wetterphasen gehäuft auftreten, werden eingehend besprochen und durch Tabellen und Abbildungen erläutert. Es werden alle Faktoren, Elemente und Wirkungskomplexe diskutiert, die das Klima einer Region bestimmen. Gebiete mit belastender, schonender und reizender Wirkung werden zu Bioklimazonen zusammengefaßt; ihre typischen Eigenheiten und ihre physiologischen Wirkungen auf den Organismus werden genannt. Außerdem wird der Kurort-Klimadienst vorgestellt, der darüber wacht, daß die verschiedenen Kurorttypen – Erholungsorte, Luftkurorte, heilklimatische Kurorte, Heilbäder und Kneippkurorte – bestimmte Mindestanforderungen hinsichtlich Klima und Luftqualität einhalten. Besondere Klimate, zum Beispiel das Seeklima oder das Hochgebirgsklima, werden ebenso behandelt wie das Klima in verschiedenen Urlaubsregionen und die Anpassung des Organismus an die unterschiedlichen Klimabedingungen. Die praktische Arbeit der Medizinmeteorologen wird sichtbar in Informationsdiensten für Ärzte und Laien, in bioklimatischen Beratungen und im Kurort-Klimadienst. Sie wirken bei Planungen mit, wo das Wetter und Klima besonders zu berücksichtigen sind.

Dieses Buch soll dazu beitragen, Wetter und Klima als natürliche Umweltgrößen zu verstehen, die wir brauchen, um gesund zu bleiben, und mit denen wir uns ständig auseinandersetzen müssen. Die Reaktionen unseres Organismus auf die vom Wetter und Klima ausgehenden Reize sollten als ein Gradmesser für die Gesundheit und – bei gestörtem Wohlbefinden – als ein Warnsignal verstanden werden, das eine individuelle Schwachstelle im Organismus aufdeckt. Dies ist nicht nur eine wertvolle Erkenntnis, sondern ermöglicht auch eine Einstellung, die es uns erlaubt, unser Verhältnis zu Wetter und Klima zu unserem eigenen Nutzen zu gestalten.

Herrn Prof. Dr. med. V. Faust bin ich für die medizinische Beratung, für Anregungen und Hinweise zu großem Dank verpflichtet. Dank sage ich auch meinen früheren Mitarbeitern Dr. G. Jendritzky, Dr. O. Harlfinger, Dr. E. Schultz, Dipl.-Met. H. Staiger, Dipl.-Met. W. Sönning und Dipl.-Met. K. Bucher, die mir zu wertvollen Erkenntnissen verholfen haben.

Ich hoffe, daß dieses Buch allen wetterfühligen und wetterempfindlichen Menschen Gewinn bringen wird.

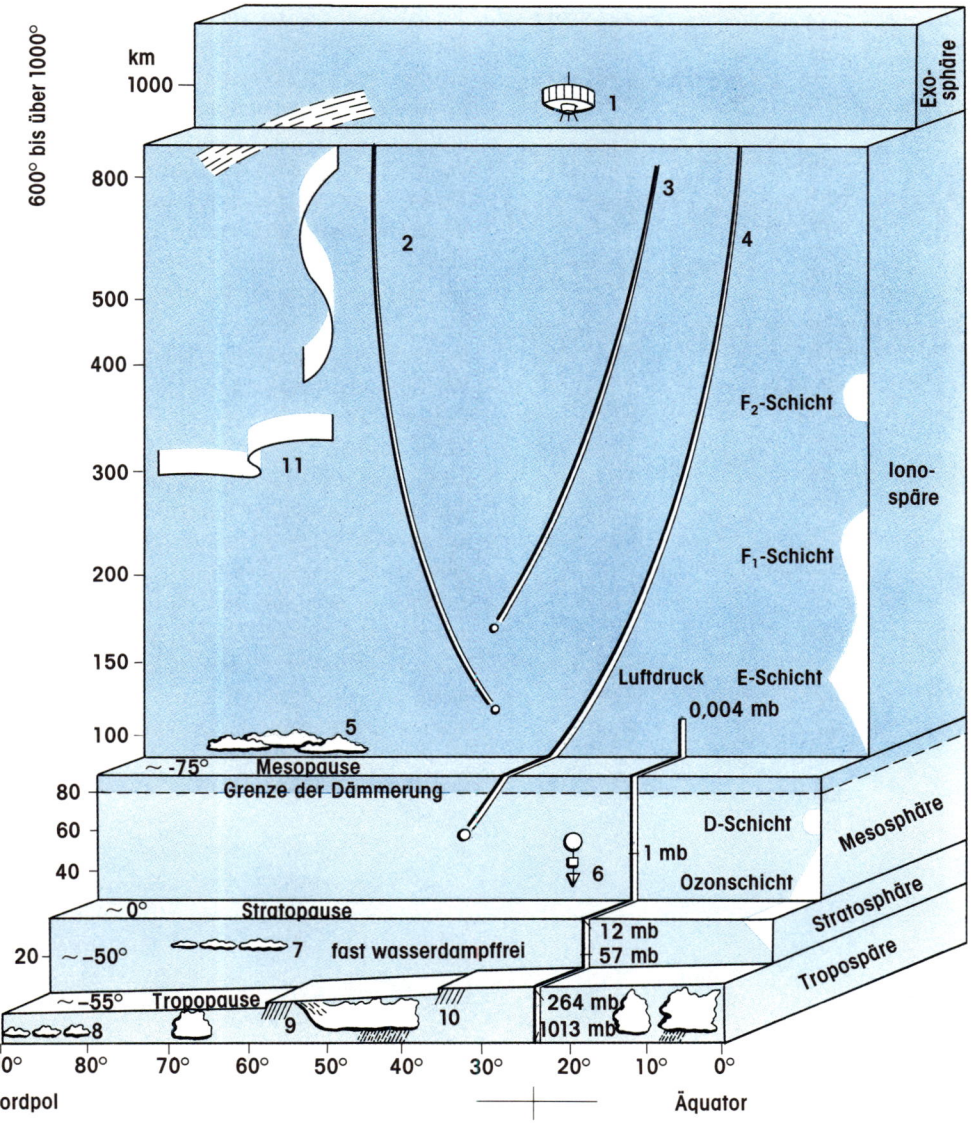

Aufbau der Erdatmosphäre (nach H. Trenkle)

Die Lebensvorgänge der Erde sind auf einen verhältnismäßig kleinen Höhenbereich beschränkt, der sich etwa bis in 20 km Höhe erstreckt

1. Wettersatelliten in 700 bis 1400 km Höhe
2/3. Sternschnuppen
4. Meteorit
5. leuchtende Nachtwolken
6. Radiosonde
7. Perlmutterwolken
8. Wolken
9. polarer Strahlstrom
10. subtropischer Strahlstrom
11. Polarlichter

Kleine Geschichte der Medizinmeteorologie: Von Hippokrates zur modernen Medizinmeteorologie

Die Erkenntnis, daß Wetter und Klima den menschlichen Organismus beeinflussen, ist sehr alt. Schon Hippokrates (*460, †370 v. Chr.) beobachtete, daß Entzündungen und Allergien bei Zufuhr von Polarluft auftraten. Den Ärzten seiner Zeit riet er: »Man sei besonders auf der Hut bei Wetterwechseln und vermeide während dieser Zeit den Aderlaß, das Ausbrennen und die Anwendung des Messers.« Ihm wird ferner der Hinweis zugeschrieben, daß sich Studierende der Medizin auch mit Wetterkunde befassen sollten.

Galen, Leibarzt des römischen Kaisers Marc Aurel, (*129, †199) kannte die heilsame Wirkung einer Klimakur und eines Klimawechsels, da er lungenkranke Römer in trockene Wüstenklimate oder in Gebirgslagen schickte. Galen, der das gesamte Wissen der antiken Heilkunde in einem einheitlichen System zusammenfaßte, beeinflußte mit seinen Lehren nachhaltig die Klostermedizin des Mittelalters, wie aus zahlreichen Aufzeichnungen aus dieser Epoche hervorgeht.

Der Begriff »Wetterempfindlichkeit« wurde erstmals im sogenannten Lex Frisionum gebraucht, einem Gesetzestext der im neunten Jahrhundert entstand. Dieser Gesetzestext belegte denjenigen mit einer höheren Buße, der einem Gegner im Streit eine Wunde zufügte, die eine wetterempfindliche Narbe hinterließ.

Galvani, italienischer Arzt und Naturforscher (*1737, †1798), entdeckte bei Versuchen mit Froschschenkeln, daß elektrische Ladungen auf Nerven und Muskeln wirken. Auch Goethe (*1749, †1832) setzte sich mit dem Einfluß des Wetters auf den Menschen auseinander. In einem Brief an Eckermann bemerkte er, daß er bei hohem Barometerstand besser arbeiten könne als bei niedrigem. Ihm verdanken wir auch eine ganze Reihe spezifischer Überlegungen über die Verbreitung von Wetterreaktionen in verschiedenen Bevölkerungsschichten. Im Jahr 1826 verfaßte er den

»Versuch einer Witterungslehre«, und als Minister in Sachsen-Weimar richtete er eines der ersten meteorologischen Beobachtungsnetze ein. Seinem Einfluß ist es auch zuzuschreiben, daß das Preußische Ministerium des Innern im Jahr 1817 bei der Einrichtung eines einheitlichen meteorologischen Beobachtungsnetzes anordnete, möglichst Kreisärzte das Wetter beobachten zu lassen. Das Beobachtungsnetz sollte der Medizinalabteilung unterstellt werden. Die Anleitung für die Beobachter wies eigens auf Beziehungen zwischen Wetter und Leben hin.

Humboldt (*1769, †1859), der mit Goethe im Gedankenaustausch stand, schrieb in seiner im Jahr 1844 veröffentlichten Definition des Begriffs »Klima«, daß die Elemente der Atmosphäre und ihre Wirkungen nicht nur für die organische Entwicklung der Gewächse und die Reifung der Früchte, sondern auch für die Gefühle und ganze Seelenstimmung des Menschen wichtig seien.

Naturwissenschaftliche Methoden wurden erst etwa vor hundert Jahren in die Meteorologie eingeführt. Mit präzisen Meßinstrumenten wurden genaue Beobachtungen möglich, und bald standen auch längere Beobachtungsreihen für eine statistische Auswertung zur Verfügung. In den beiden letzten Jahrzehnten des vergangenen Jahrhunderts wurden grundlegende meteorologische Erkenntnisse gewonnen. Gleichzeitig wurde jedoch auch die ärztliche Betreuung intensiver. Vielen Ärzten fiel auf, daß sich an ganz bestimmten Tagen gleichartige Krankheitssymptome häuften. Sie begannen um die Mitte des 19. Jahrhunderts nach Gründen für dieses Phänomen zu suchen.

Zum wissenschaftlichen Bindeglied zwischen Medizin und Meteorologie wurde die Bioklimatologie erst im Jahre 1906, als der Bioklimatologe Dorno von Königsberg nach Davos übersiedelte, weil er glaubte, im Hochgebirgsklima einen Fall von Lun-

gentuberkulose in seiner Familie ausheilen zu können. Als promovierter Chemiker untersuchte er systematisch alle Komponenten des Hochgebirgsklimas. Er interessierte sich für den Einfluß von Temperatur, Luftfeuchtigkeit, Luftelektrizität, Radioaktivität und Sauerstoffpartialdruck auf den menschlichen Organismus. Seine Erkenntnisse, die er am Institut für Hochgebirgsklimatologie und Tuberkuloseforschung in Davos gewann, ermöglichten erste, fundierte Einblicke in die Wirkung eines spezifischen Klimamilieus auf den Organismus; sie zeigten aber auch, daß die komplexen Beziehungen zwischen Wetter, Klima und Mensch nur in einer engen Zusammenarbeit zwischen Ärzten und Meteorologen aufgeklärt werden können. Seine Arbeiten waren nach dem Ersten Weltkrieg der Anlaß, auch in anderen Regionen, so an den Küsten und in den Mittelgebirgen, die Klimabedingungen zu erforschen.

Von großer Bedeutung für die weitere Entwicklung der Bioklimatologie und damit auch für den Schritt zur Medizinmeteorologie war die Gründung eines Ausschusses »Klima und Wetter« durch die Deutsche Balneologische Gesellschaft 1921. In den zwanziger Jahren unseres Jahrhunderts wurden dann die ersten Kurort-Kreisklimastellen eingerichtet. Etwa um diese Zeit wies der Marburger Arzt Schwenkenbecher darauf hin, daß der Organismus einerseits eine große Anpassungsfähigkeit an verschiedene, auch extreme Klimate besitze, andererseits aber manchmal auf die vom Wetter ausgehenden Reize stärker anspreche, als dies eigentlich zu erwarten sei. Als Ursache für dieses Verhalten sah er Schwachstellen im Organismus an, etwa ein labiles vegetatives Nervensystem oder eine chronische Krankheit, wodurch die Abwehrkräfte des Organismus geschwächt würden und Regulationsvorgänge nicht mehr normal gesteuert werden könnten. Er unterschied erstmals zwischen den Einwirkungen des Klimas und den Einwirkungen des Wetters. Nach dem Zweiten Weltkrieg ersetzte man den Oberbegriff »Bioklimatologie« durch den spezifischeren Begriff »Medizinmeteorologie« oder »Humanbiometeorologie«, vorerst aber sprach man weiter von Bioklimafaktoren und Wetterakkorden, denen sich der geschwächte Organismus nicht oder nur bis zu einem gewissen Grad anzupassen vermag. Man unterschied bereits Schon-, Reiz- und Belastungsklima und prägte den Begriff »Bioklimazonen«. Um die Wirkung der verschiedenen bioklimatischen Elemente und Faktoren auf den Organismus intensiver zu erforschen, verstärkte man die wissenschaftliche Untersuchungstätigkeit an den von 1919 bis 1941 eingerichteten Kurort-Kreisklimastellen.

Auf der Tagung der Deutschen Gesellschaft für Bäder- und Klimaheilkunde 1934 wurde eine Arbeitsgruppe für Bioklimatologie gegründet, die erstmalig Richtlinien für ein einheitliches bioklimatisches Meßnetz aus 20 Stationen herausgab, die sich alle in Kurorten befanden. Es wurde noch im selben Jahr vom neu geschaffenen Reichsamt für Wetterdienst in Berlin übernommen, das in Zusammenarbeit mit dem Reichsfremdenverkehrsverband den Kurort-Klimadienst organisierte.

Die Tätigkeit der Kurort-Kreisklimastelle schuf wertvolle Voraussetzungen dafür, daß im Jahr 1952 der Deutsche Bäderverband unter Mitwirkung von Ärzten und Medizinmeteorologen sogenannte »Begriffsbestimmungen für Erholungsorte, Kurorte und Heilbrunnen« herausgeben konnte. Noch im selben Jahr wurde auch das »Gesetz über den Deutschen Wetterdienst« geschaffen. Als Bundesbehörde wurde sie damit beauftragt, die meteorologischen Aufgaben im Rahmen des Gesundheitswesens wahrzunehmen. Die Medizinmeteorologie wurde der Abteilung Klimatologie im Zentralamt des Deutschen Wetterdienstes unterstellt. In Bad

Tölz, Freiburg, Tübingen, Bad Nauheim und Hamburg wurden medizinmeteorologische Forschungsstellen geschaffen. An einigen Universitäten, zum Beispiel München, Tübingen, Freiburg, Frankfurt, Bonn, Göttingen, Hamburg und Berlin, setzten medizinische und meteorologische Institute und Arbeitskreise die Forschungstätigkeit fort. Dabei befaßte man sich neben bioklimatischen Fragestellungen mehr und mehr mit der Aufklärung wetterbedingter Befindensstörungen und krankhafter Reaktionen. Vornehmlich an Kliniken mit Langzeitpatienten wurden Untersuchungen durchgeführt und statistische Methoden entwickelt, um anhand einer Feinanalyse des Wetterablaufs und entsprechenden medizinischen Aufzeichnungen und Befunden, die zeitsynchron zugeordnet wurden, aussagekräftige Beziehungen zwischen Wettervorgängen und Reaktionen im körperlichen und seelischen Bereich ableiten zu können.

Bedingt durch den gesetzlichen Auftrag, Aufgaben im Gesundheitswesen wahrzunehmen, und durch das wachsende Umweltbewußtsein der Bevölkerung, hat die moderne Medizinmeteorologie heute hauptsächlich drei Aufgaben zu erfüllen:

⇨ Sie soll den Einfluß des Wetters auf den menschlichen Organismus erforschen und die Ergebnisse im Rahmen der medizinmeteorologischen Informations-, Beratungs- und Warndienste der Allgemeinheit vermitteln.

⇨ Sie soll die physiologischen Wirkungen einzelner Klimafaktoren und Klimate auf den Organismus erkennen, um herauszufinden, welche Krankheiten in einem geeigneten Klimamilieu günstig beeinflußt werden können; sie soll die wissenschaftlichen Grundlagen schaffen, die der Klimatherapie zu weiteren Fortschritten verhelfen können.

⇨ Und sie soll Luftreinheitsmessungen in allen Erholungsorten, Luftkurorten, heilkli-

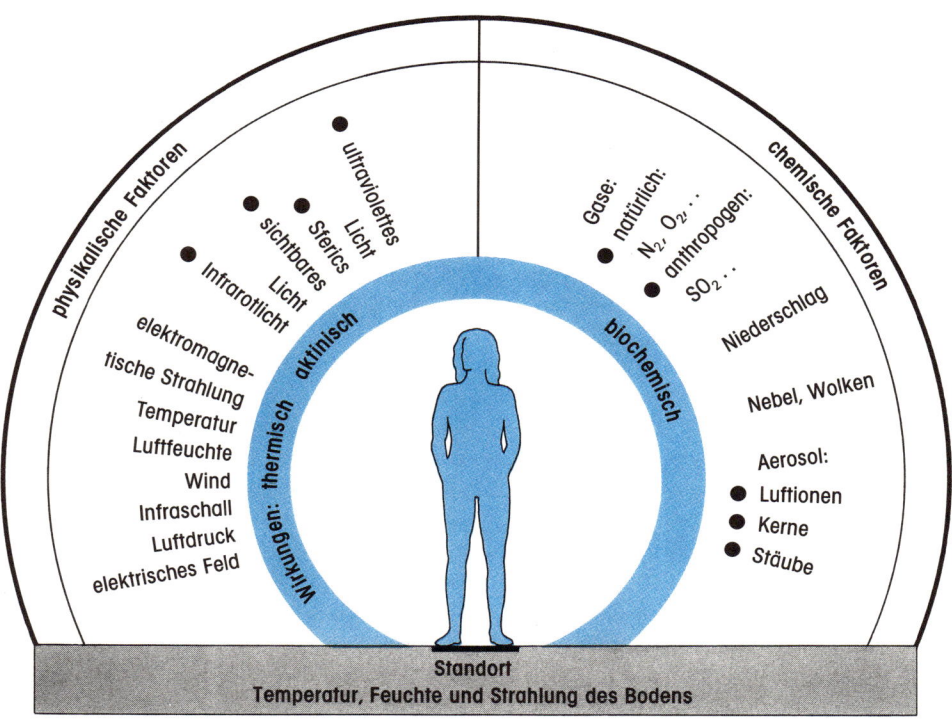

Atmosphärischer Wirkungskomplex
Physikalische und chemische Vorgänge, die auf den menschlichen Organismus einwirken

matischen Kurorten, Heilbädern und Kneippkurorten durchführen und die Ergebnisse in Gutachten darstellen, die maßgeblich für die Einordnung eines Ortes, zum Beispiel als Luftkurort, sind. Zusätzlich soll sie zusammen mit den Ärzten den Einfluß von Luftverunreinigungen auf den menschlichen Organismus grundlegend erforschen.

Neuerdings werden von den Luftverunreinigungen, die negative Auswirkungen auf den Menschen haben, nicht nur die festen Teile, zum Beispiel Staub und Ruß, sondern auch die gasförmigen, zum Beispiel Schwefeldioxid und Stickoxide, gemessen. Bis Herbst 1977 wurden diese Aufgaben von medizinmeteorologischen Forschungsstellen in Hamburg, Bad Nauheim und Freiburg mit Außenstellen in Bad Tölz und Tübingen wahrgenommen, die vom Referat Medizinmeteorologie im Zentralamt des Deutschen Wetterdienstes betreut und koordiniert wurden. Diese regionale Gliederung wurde seinerzeit bewußt gewählt, um vor Ort in enger Zusammenarbeit mit Ärzten, Kliniken, Instituten und Verbänden, die Wirkungen, die von Wetter und Klima ausgehen, zu erforschen. So entwickelten sich – neben einer großen Anzahl allgemeingültiger Erkenntnisse – verschiedenartige Arbeitsweisen, deren Ergebnisse jedoch nicht ohne weiteres miteinander verglichen werden können. Man entschloß sich daher in den siebziger Jahren, als die meteorologischen Dienste neu geordnet wurden, auch die Arbeit der Medizinmeteorologie neu zu organisieren.

Um einerseits eine effektivere, von praktischen Aufgaben entlastete Forschungsarbeit leisten zu können und um andererseits gleichzeitig die regionale medizinmeteorologische Beratung in vollem Umfang zu gewährleisten, wurden die Aufgaben folgendermaßen neu verteilt: Die regionalen medizinmeteorologischen Forschungsstellen in Hamburg, Bad Nauheim und Freiburg wurden aufgelöst. Dafür wurde in Freiburg eine zentrale medizinmeteorologische Forschungsstelle für die gesamte Bundesrepublik Deutschland eingerichtet. Sie hat die Aufgabe, die in den letzten Jahrzehnten gewonnenen Erkenntnisse zu vereinheitlichen und durch Verwendung moderner technischer Hilfsmittel und geeigneter Untersuchungsmethoden zu erweitern und zu verbessern. Entsprechend dieser Aufgabenstellung gliedert sich die Freiburger Forschungsstelle in zwei Dezernate:

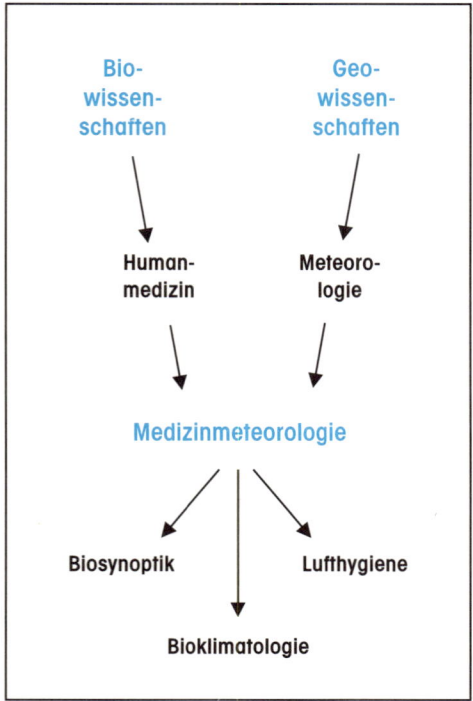

⇨ Das Dezernat Biosynoptik erforscht die Zusammenhänge zwischen Wettervorgängen und dem Organismus.

⇨ Das Dezernat Bioklimatologie befaßt sich mit der Wirkung des Klimas auf den gesunden und kranken Menschen. Außerdem ist ihm ein Sachgebiet angegliedert, das alle Messungen zur Luftreinheit, die im Rahmen des Kurort-Klimadienstes in der Bundesrepublik Deutschland durchgeführt werden, auswertet und begutachtet. Der Kurort-Klimadienst selbst, der früher teilweise von den medizinmeteorologischen Forschungsstellen wahrgenommen wurde, ist generell den zuständigen Wetterämtern übertragen worden. Für die Klimaanalysen, die für die Zuteilung eines Prädikats, zum Beispiel als Luftkurort, zu erstellen sind, liefert die zentrale medizinmeteorologische Forschungsstelle in Freiburg das Gutachten zur Luftreinheit. Für die medizinmeteorologische Beratung der Öffentlichkeit, den Beratungsdienst für Ärzte und Kliniken und sogenannte Wohnsitzberatungen und bioklimatische Auskünfte wurde die dezentrale Struktur beibehalten. Dies erwies sich, um in den unterschiedlichen Klimaregionen engen Kontakt mit Behörden, Verbänden und Kunden halten zu können, als vorteilhaft. So wurden den Wetterämtern Essen, Frankfurt und München medizinmeteorologische Beratungsstellen angegliedert, deren Tätigkeit vom Zentralamt des Deutschen Wetterdienstes in Offenbach koordiniert wird, das auch die Kontakte zu ausländischen Wetterdiensten und zur Weltorganisation der Meteorologie in Genf pflegt. Die Stellung der Medizinmeteorologie als Grenzwissenschaft zwischen Humanmedizin und Meteorologie sowie ihre Gliederung in die einzelnen Teilbereiche Biosynoptik, Bioklimatologie und Lufthygiene geht aus linker Abbildung hervor.

Die Teilwissenschaften der Medizinmeteorologie

Wetter und Gesundheit

Der Einfluß von Wetter und Klima auf den Organismus

In den gemäßigten Breiten, im Grenzgebiet zwischen subtropischer Warmluft und polarer Kaltluft, ist das Wetter sehr veränderlich. Unter Wetter versteht man den Zustand, die Vorgänge und Erscheinungen in der Atmosphäre an einem bestimmten Ort und zu einer bestimmten Zeit. Das Wetter umgibt uns rund um die Uhr, jahrein, jahraus. So ist es nicht verwunderlich, daß dem Wetter und Wetterveränderungen viele Unpäßlichkeiten, Befindensstörungen, Beschwerden und Krankheiten – leider allzu oft kritiklos – angelastet werden. Wetterbedingte Reaktionen des Organismus sind zunächst jedoch nichts anderes als der Versuch, die physiologischen und seelischen Abläufe im Körper den Wetterbedingungen anzupassen. Der gesunde Organismus braucht für sein Wohlbefinden sogar eine Art Umwelttraining, eine ständige Anpassung an Witterungsreize. Zu den physikalischen und chemischen Vorgängen der Umwelt, die auf den menschlichen Organismus einwirken, zählen physikalische Faktoren wie Luftdruck, Wind, Luftfeuchtigkeit, Temperatur und Sonnenstrahlung und chemische Faktoren wie Gase, Nebel, Niederschläge und Stäube. Bewußt nehmen wir die Wetterfaktoren mit den Sinnesorganen wahr. Die Augen registrieren zum Beispiel, ob die Sonne scheint oder trübes, nebliges oder regnerisches Wetter herrscht, mit der Haut empfinden wir die Temperatur, Luftfeuchtigkeit und den Luftzug. Ferner spielen die Ohren, die beispielsweise über Regen, Wind und Donner informieren, und die Nase, mit der wir Gase und andere Stoffe in der Luft feststellen, bei der Wahrnehmung des Wetters eine gewisse Rolle. Praktisch wirken dabei immer mehrere Sinnesorgane zusammen. Einen Teil der Wettereinflüsse erkennt man allerdings nicht bewußt mit den Sin-

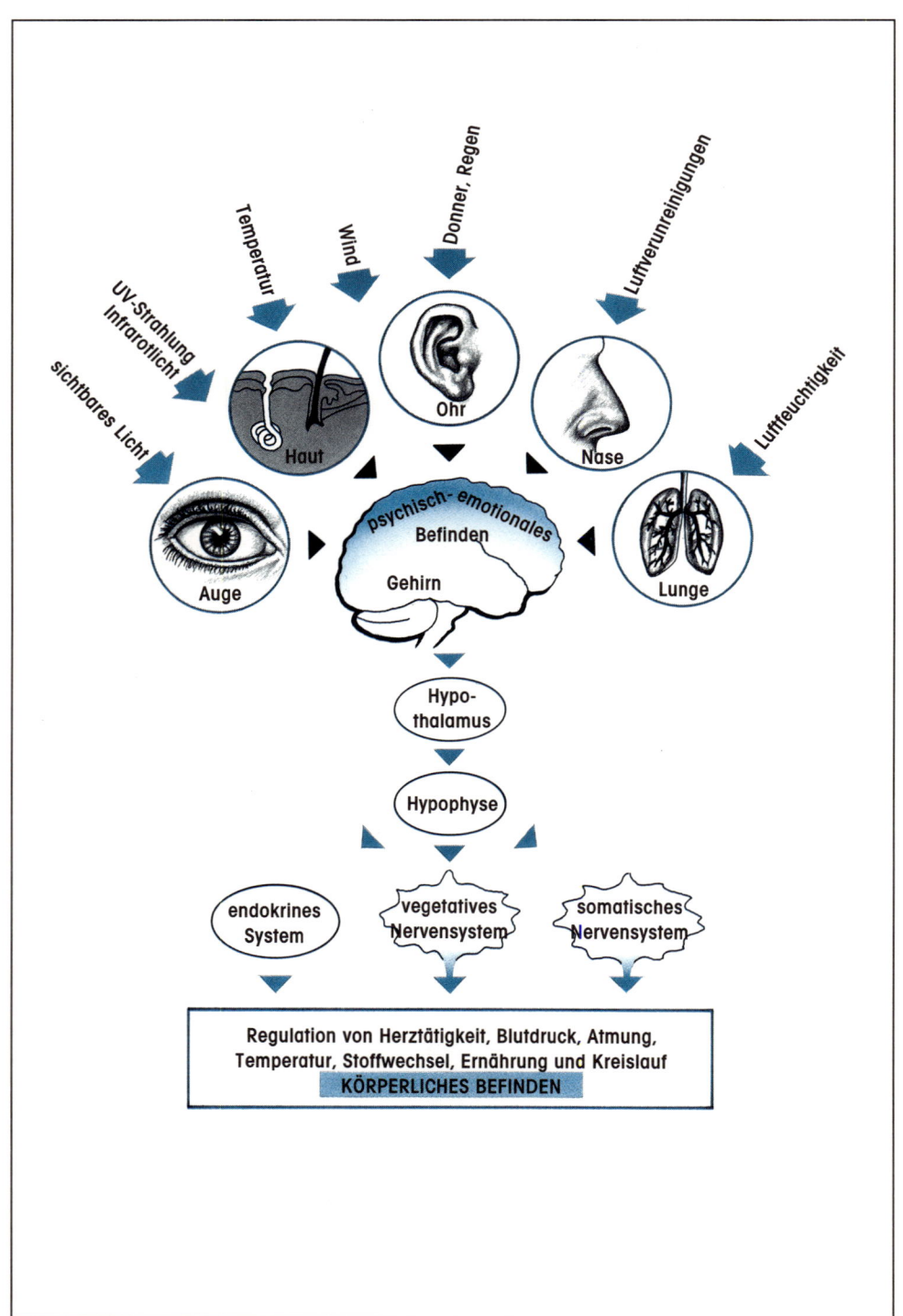

Der Einfluß von Wetter und Klima auf den menschlichen Organismus

nen. Insbesondere die elektroklimatischen Verhältnisse in der Atmosphäre werden nicht bewußt registriert, sondern nur indirekt durch körperliche und seelische Reaktionen spürbar, die hauptsächlich auf Funktionsänderungen des vegetativen Nervensystems beruhen (s. Abb. Seite 16).

Alle Lebewesen werden in ihrem Klimamilieu gleichstarken Witterungsreizen ausgesetzt. Unter Witterung faßt man den Wetterablauf mehrerer Tage zusammen. Unter Klima versteht man den charakteristischen Ablauf der Witterung für ein bestimmtes Gebiet. Normalerweise kann der gesunde Organismus die von den Witterungsreizen hervorgerufenen Wirkungen so regulieren, daß er in seinem Befinden nicht beeinträchtigt wird. Alterserscheinungen, Zivilisationskrankheiten, chronische Krankheiten und eine entsprechende Reaktionslage können jedoch den Organismus so schwächen, daß er in diesem Zustand die Antwort auf die Witterungsreize nicht mehr richtig regulieren kann. Er schießt oft über sein Ziel hinaus. Es kommt zu Befindensstörungen und krankhaften Reaktionen des Körpers und der Seele.

Beobachtungen und Erfahrungen, die in der Volksmedizin über Jahrhunderte hinweg hinsichtlich wetterbedingter Schmerzen an rheumatischen oder in anderer Form chronisch entzündeten Gelenken und Geweben gesammelt wurden, lassen keinen Zweifel zu, daß vom Wetter Reize ausgehen, die im menschlichen Organismus physiologische Reaktionen auslösen. So fiel den Ärzten auf, daß sich an bestimmten Tagen gleichartige oder einem bestimmten medizinischen Formenkreis zuzuordnende Krankheitssymptome häufen.

Nach dem Zweiten Weltkrieg begannen sie zusammen mit Medizinmeteorologen in medizinmeteorologischen Arbeitskreisen nach den Ursachen dieses Zusammenhangs zu suchen. Es waren hauptsächlich statistische Untersuchungen, die bestimmte Wetterlagen, Wettervorgänge, Frontdurchgänge, Luftmassenwechsel und dynamische Wetterprozesse mit Kranken-, Unfall- und Todesfallstatistiken, medizinischen Befunden und Ergebnissen von Befindensbefragungen in Beziehung setzten. Dabei wurden viele Zusammenhänge zwischen atmosphärischen Vorgängen und Befindensstörungen bzw. Reaktionen bei bestimmten Krankheiten gefunden.

Nach diesen Forschungsergebnissen teilt man die große Zahl der vom Wetter beeinflußbaren Menschen in drei Gruppen ein:

⇨ Wetterreagierende: Ihr Organismus paßt sich unbemerkt den wechselnden Wetterbedingungen an. Sie verspüren in der Regel keine Beschwerden.
⇨ Wetterfühlige: Diese Menschen fühlen, wenn sich das Wetter ändert. Sie reagieren mit Unwohlsein. Manche klagen über Kopfschmerzen, Schlafstörungen, Müdigkeit, Herzklopfen oder Blutdruckbeschwerden.
⇨ Wetterempfindliche: Solche Menschen haben im Laufe ihres Lebens Krankheiten und Verletzungen erlitten, die sie gegenüber dem Wetter besonders empfindlich machen. So können beispielsweise alte Operationsnarben oder Knochenbrüche bei Wetteränderungen schmerzhafte Empfindungen hervorrufen.

Diese Einteilung geht auf Hellpach zurück, der sie erstmals im Jahr 1917 in seinem Buch »Geophysikalische Erscheinungen« verwendete. Später wurde diese Einteilung noch näher begründet und verfeinert, indem man das subjektive und objektive Befinden der Menschen bei Wetteränderungen berücksichtigte und gleichzeitig im Zusammenhang mit ihrem Gesundheitszustand betrachtete. Gesunde Menschen reagieren zwar seelisch (subjektiv) und körperlich (objektiv) auf das Wetter, aber ihr Organismus ist so trainiert, daß er mit dem

Wetterreaktionssystem (nach Faust, 1976)	
Wetterwahrnehmung	**Gesundheitszustand**
wetterreagierend: körperlich und seelisch	gesund
wetterfühlig: körperlich und seelisch	geschwächt
wetterempfindlich: körperlich	krank

Wetter fertig wird. Menschen, die geschwächt sind, deren Reizschwelle im vegetativen Nervensystem erniedrigt ist, nehmen die Wetterreize seelisch wahr und zeigen körperliche Reaktionen in Form von Befindensstörungen. Kranke Menschen reagieren auf Wetterreize nur körperlich. Der Verlauf ihrer Krankheit wird durch das Wetter zusätzlich beeinflußt. Ihr kranker Organismus kann die Mehrbelastung nicht verkraften. Er sendet Notsignale aus, die sich als Wetterempfindlichkeit bemerkbar machen.

Wie bereits erwähnt, reagiert jedes Lebewesen in irgendeiner Form auf Wettervorgänge. So paßt sich unser Organismus beispielsweise den sich verändernden Umgebungstemperaturen an. Da die Körpertemperatur nur in geringem Umfang schwanken darf, ist der Organismus ständig gezwungen, durch Wärmeaufnahme oder Wärmeabgabe die Körpertemperatur konstant zu halten. Unter normalen Bedingungen – bei geringen Wetterreizen seitens des Temperatur-Feuchte-Milieus – reguliert der Organismus den Wärmehaushalt automatisch, ohne daß man viel davon bemerkt. Unter extremen Temperaturbedingungen jedoch steigert er die Regelfunktionen. Bei Kälte kommt es zum Kältezittern, bei Hitze zum Schwitzen. Diese Reaktionen werden nur dann bewußt wahrgenommen, wenn sie stärkere Ausmaße annehmen. Vom Gesunden werden sie als normale Reaktionen eingestuft.

Auch Befindensstörungen ohne Leidensdruck und Krankheitserscheinungen, die sich nicht erklären lassen, sind normale Reaktionen auf das Wetter. Wetterstabile unterliegen aber andererseits auch jahreszeitlich bedingten Erkrankungen, sogenannten Saisonkrankheiten. Diese werden später noch ausführlich behandelt (s. Seite 72). Auf das Wetter zu reagieren, ist also etwas Natürliches, Ausdruck des Lebens und der Kraft des Organismus, mit den atmosphärischen Umweltreizen fertig zu werden.

Wetterfühligkeit

Als wetterfühlig bezeichnet man Menschen, die Luftdruck, Luftfeuchtigkeit, Temperatur, Sonnenlicht, elektroklimatische Verhältnisse und andere Wetterfaktoren teils bewußt mit den Sinnesorganen, teils unbewußt verstärkt wahrnehmen und übermäßig darauf reagieren. Schon Hellpach (1950) sprach von einem körperlichen und seelischen Mißbefinden, das vom Wetter ausgelöst werden kann. Er beschrieb 40 Symptome der Wetterfühligkeit, die Faust (1977) in der nachfolgenden Tabelle auf übersichtliche Weise neu zusammengefaßt hat.

Im Vordergrund der Symptomatik stehen unklare Störungen des Allgemeinbefindens, vor allem Abgeschlagenheit, Müdigkeit, Konzentrationsschwäche, nervöse

Symptome der Wetterfühligkeit	
Abgeschlagenheit	Narben- und
Angstzustände	Knochenbruchschmerzen
Arbeitsunlust	nervöse Unruhe
Depressionen	Phantomschmerzen
Gereiztheit	Schlafstörungen
gesteigerte Vergeßlichkeit	Schwindelanfälle
Konzentrationsschwäche	vermehrtes Fehlverhalten
Kopfschmerzen	vermindertes Reaktionsvermögen

Unruhe, Übererregbarkeit, Einschlafstörungen, verminderte Schlaftiefe, Kopfschmerzen, andere Schmerzzustände, Angst und depressive Verstimmungen. Obwohl die Betroffenen darunter oft erheblich leiden, kommt den Beschwerden kein Krankheitswert zu, das heißt, daß man auch durch gründliche Untersuchung keine krankhaften Veränderungen nachweisen kann. Vielmehr sind die Symptome als Folge einer Überempfindlichkeit sensibler, untrainierter, überforderter, geschwächter oder kranker Menschen zu verstehen, die für die Wettervorgänge besonders empfänglich sind. Zwar reagiert auch ein gesunder, körperlich und seelisch stabiler Mensch auf die Wetterreize, aber er nimmt davon bewußt nichts wahr, weil sein Organismus die wetterbedingten Veränderungen unbemerkt ausgleichen kann. Das Wetter macht also nicht krank, sondern ruft im geschwächten Organismus verschiedene Veränderungen hervor, die nicht kompensiert, sondern als Störungen des Befindens spürbar werden. Wie sie entstehen, ließ sich bisher nicht genau klären. Als gesichert darf die Annahme gelten, daß das vegetative, unabhängig vom Willen arbeitende Nervensystem auf noch unbekannte Weise die Wetterreize gleichsam wie eine Antenne aufnimmt. Wenn die Reizschwelle des vegetativen Nervensystems erniedrigt ist, kommt das harmonische Zusammenspiel des sympathischen und des parasympathischen Nervensystems durcheinander. Als Folge treten zahlreiche Mißempfindungen und Funktionsstörungen im gesamten Organismus, der maßgeblich durch das vegetative Nervensystem gesteuert wird, auf.

Auch die seelischen Symptome der Wetterfühligkeit erklären sich wahrscheinlich aus der Überreaktion des vegetativen Nervensystems, das mit seinen Zentren im Gehirn als Brücke zwischen Körper und Seelenleben gilt. Aber auch von diesen biochemischen Vorgängen im Gehirn weiß man bisher zu wenig, um die seelischen Reaktionen bei Wetterfühligkeit genauer erklären zu können.

Auch das zweite große Steuer- und Regelsystem des Körpers, das aus den verschiedenen Hormondrüsen besteht, scheint bei den Symptomen der Wetterfühligkeit eine Rolle zu spielen. Letztlich erklärt sich das wahrscheinlich ebenfalls aus den Reaktionen des vegetativen Nervensystems, denn seine übergeordneten Zentren im Gehirn stehen in enger Wechselbeziehung mit den Zentren des Hormondrüsensystems. Wenn das vegetative Nervensystem durch Wettereinflüsse gereizt wird, verändern sich auch die Drüsenfunktionen.

Eine neue Theorie geht davon aus, daß sich die Wetterfaktoren hauptsächlich auf die »inneren Uhren« (Biorhythmen) auswirken, die viele körperliche und seelisch-nervöse Vorgänge steuern. Insbesondere die elektroklimatischen Einflüsse sollen nach dieser Vorstellung die natürlichen

Rhythmen aus dem Takt bringen und dadurch die von ihnen gelenkten Funktionen stören. Unter anderem ließen sich daraus die bei Wetterfühligkeit häufig auftretenden Schlaf- und Konzentrationsstörungen ableiten, denn sowohl der Schlaf-Wach-Rhythmus als auch das Konzentrationsvermögen unterliegen biorhythmischen Schwankungen. Da die Chronobiologie, die Wissenschaft, die sich mit den Biorhythmen befaßt, noch in den Kinderschuhen steckt, gibt es für diese Vorstellungen noch keine stichhaltigen Beweise.

Bei der ganzen Diskussion um die Einflüsse des Wetters auf Körper und Seelenleben darf man nicht vergessen, daß Störungen des vegetativen Nervensystems heute weit verbreitet sind. Sie verursachen zahlreiche negative Empfindungen, unter denen die Wetterfühligkeit eben nur ein Symptom darstellt. Es kann bei auffälligen atmosphärischen Veränderungen, zum Beispiel beim Durchzug von Wetterfronten oder bei kräftigen Luftmassenwechseln mit großen Temperatursprüngen und den damit verbundenen dynamischen Prozessen, in den Vordergrund der vegetativen Fehlfunktionen treten. Entscheidend ist immer die Reizstärke der Atmosphäre, der Biotropiegrad, von dem wir heute noch zu wenig wissen.

Am Anfang der Forschung über die Zusammenhänge zwischen Wettergeschehen und gesundheitlichem Befinden stand die Suche nach einem allein wirkenden oder mehreren komplex zusammenwirkenden Biotropiefaktoren. Man bemühte sich zu klären, über welche Mechanismen Wetterreize wirken. Die Diskussion um die ursächlichen Zusammenhänge wurde besonders in den vierziger Jahren belebt, als Curie glaubte, in einem mehratomigen Sauerstoffmolekül (O_x), das er Aran nannte, den allein wirksamen Faktor für die im Körper ablaufenden Reaktionen gefunden zu haben. Er glaubte, daß die Menschen individuell auf Aran reagieren,

und je nach Art der Reaktion unterschied er W(Warmluft)-, K(Kaltluft)- und M(Misch)-Typen. Der W-Typ sollte empfindlich auf niedrige Arankonzentrationen und Warmfronten mit plötzlichem Temperaturanstieg reagieren, der K-Typ auf hohe Arankonzentrationen und Kaltfronten mit deutlicher Abkühlung, und der M-Typ sollte weitgehend unempfindlich gegenüber diesen Wettertypen sein. Da sich das Aran in einer nennenswerten Konzentration nicht nachweisen läßt, mußte diese Idee verworfen werden. Schließlich erkannte man auch, daß luftelektrische und außerirdische Einflüsse keine beachtenswerte Rolle spielen. Vielmehr sind viele Einzelfaktoren des Wettergeschehens unentwirrbar miteinander verbunden und wirken als Reizkombination, als sogenannter Wetterakkord, auf den menschlichen Organismus ein.

Dabei spielt das Lebensalter eine Rolle. Je älter wir werden, um so eher reagieren wir verstärkt auf Wetterreize: die Wetterfühligkeit nimmt mit dem Lebensalter zu. Bis zu den Wechseljahren leiden 50 Prozent der Menschen an Wetterfühligkeit.

Schon Kinder, ja sogar Säuglinge, nehmen Wetterreize wahr. Welche Eltern haben nicht schon beobachtet, daß bei Wetterwechseln, vor Gewittern und bei Schwüle ihre Kinder besonders unruhig, streitsüchtig oder abgespannt waren. Etwa ab dem Schulalter reagiert jedes fünfte Kind verstärkt auf Wetterreize. Wetterfühlige Schüler und Lehrlinge leiden unter Abgespanntheit, mangelnder Aufnahmefähigkeit und Konzentrationsschwäche. Dies macht sich vor allem bei Klassenarbeiten unangenehm bemerkbar. Deshalb werden in Regionen, in denen häufig Föhnwetter herrscht, an diesen Tagen keine Klassenarbeiten geschrieben. Und wenn im Sommer die Schüler und Lehrlinge unter der Hitze leiden, so gibt es bei uns hitzefrei. In Gebieten, die von einem besonders starkem Kälteeinfall betroffen sind, etwa Sibirien, brauchen die Kinder bei großer Kälte nicht in die Schule zu gehen.

Wenn die Menschen älter werden, ihr Körper nicht mehr so leistungsfähig ist und sich vielleicht schon Verschleiß- und Abnutzungserscheinungen bemerkbar machen, tritt auch häufiger Wetterfühligkeit auf: Der Körper bietet einfach mehr Schwachpunkte, an denen die Wetterreize angreifen können. Es kommt zu Nervosität, Schlafstörungen, Erschöpfungszuständen, Vergeßlichkeit, Abgeschlagenheit, Schlafstörungen, Depressionen, Herz-Kreislaufstörungen, Schwindelgefühl und Atemstörungen.

Dabei hat man die Erfahrung gemacht, die inzwischen durch neurohormonelle Tests objektiv bestätigt wurde, daß Frauen deutlich häufiger und stärker als Männer unter Wetterfühligkeit leiden. Das beobachtet man bereits bei Schülerinnen und weiblichen Lehrlingen. Besonders empfänglich für Wetterreize sind Frauen jedoch während der Wechseljahre, danach ist die Zahl wetterfühliger Frauen und Männer wieder annähernd gleich.

Die häufigere und stärkere Wetterfühligkeit der Frauen läßt sich hauptsächlich auf folgende Ursachen zurückführen:

⇨ Frauen sind im allgemeinen feinfühliger und empfindsamer als Männer, registrieren also auch die Wettereinflüsse früher und deutlicher und reagieren auch stärker darauf.

⇨ Der kompliziertere Hormonhaushalt der Frau beeinflußt die Funktionen des vegetativen Nervensystems und das Seelenleben stärker als bei Männern, die Reizschwelle des vegetativen Nervensystems ist niedriger, deshalb werden häufig schon schwache Wetterreize beantwortet, die bei Männern zu keinen spürbaren Reaktionen führen.

⇨ Frauen werden bei uns durchschnittlich sieben Jahre älter als Männer; da Wetterfühligkeit mit zunehmendem Alter häufi-

ger auftritt, sind Frauen wegen ihrer höheren Lebenserwartung zwangsläufig häufiger betroffen.

Bei Schülerinnen und jungen Frauen stehen allgemeine Störungen des Befindens im Vordergrund der Beschwerden. Während der Wechseljahre leiden wetterfühlige Frauen vorwiegend unter Hitzewallungen, Schwindelgefühl, Herzklopfen selbst bei geringen Anstrengungen, Unwohlsein, Angstzuständen, Depressionen, Schuldgefühlen, Erschöpfung, Schlafstörungen, nervöser Unruhe und erhöhter Schmerzempfindlichkeit. Wie stark das Wetter an diesen Beschwerden beteiligt ist, läßt sich im allgemeinen nicht genau feststellen, denn auch die hormonellen Veränderungen des Klimateriums führen zu ähnlichen Symptomen. Nach den Wechseljahren wird am häufigsten über wetterbedingte Herz- und Kreislaufstörungen geklagt. Jeder zweite Wetterfühlige leidet außerdem unter wetterabhängigen Schmerzen, die vorwiegend durch degenerative Veränderungen an den Gelenken (Arthrosen) entstehen.

Der Wetterfühlige befindet sich eigentlich in guter, ja erlesener Gesellschaft. Er teilt sein Los mit bedeutenden und schöpferischen Menschen. Wie wir aus den Lebensbeschreibungen zahlreicher Wissenschaftler, Entdecker, Künstler und Staatsmänner entnehmen können, litt deren Schaffenskraft bei bestimmten Wetterlagen stärker unter den bereits geschilderten Befindensstörungen. Zu ihnen gehörten: Byron, Columbus, Dante, Darwin, Diderot, Donizetti, Heine, A. von Humboldt, Kepler, Lenau, Leonardo da Vinci, Luther, Michelangelo, Mörike, Montesquieu, Mozart, Napoleon, Nietzsche, Rilke, Rossini, Stifter, Voltaire und Wagner. Von Goethe ist uns überliefert, daß er besonders unter Wetterfühligkeit litt. Als er seine Abhängigkeit erkannte, versuchte er, gegen die wetterbedingten Reaktionen seines Körpers anzugehen – mit Erfolg.

Das Leben in komfortabel abgeschirmten und temperierten Räumen, eine wirksam schützende Kleidung, zu seltene und zu kurze Aufenthalte im Freien und eine zu geringe körperliche Aktivität beanspruchen den Organismus, der auf ständige Stimulation durch Wetterreize angewiesen ist, zu wenig. Wenn aber natürliche Umwelteinflüsse dauernd ferngehalten werden, nimmt naturgemäß die Empfindlichkeit ihnen gegenüber zu und die Leistungsfähigkeit des Organismus ab. Die Abwehrleistung des Immunsystems kann beeinträchtigt werden. Insofern ist Wetterfühligkeit eine Zivilisationskrankheit.

Wetterfühligkeit, auch Wetterempfindlichkeit, ist ein Notsignal, das von einem nicht angepaßten oder kranken Körper ausgesandt wird. Es zeigt eine Schwachstelle im Organismus an, die für Wetterreize besonders empfindlich ist. Man kann Wetterfühligkeit als einen echten Gradmesser seines Gesundheitszustandes betrachten.

Seltsamerweise scheinen wir Mitteleuropäer besonders unter Wetterfühligkeit zu leiden. Die Menschen in den gemäßigten Breiten sind etwa alle sechs Tage einem Wetterwechsel ausgesetzt. Großbritannien, die Beneluxländer und vor allem Skandinavien sind zum Teil noch stärkeren und häufigeren Witterungsschwankungen ausgesetzt, trotzdem haben sich die Menschen in Mitteleuropa zuerst für den Einfluß des Wetters auf ihre Gesundheit interessiert. Auch die Einflüsse des Föhns, der sich in den Alpentälern und in seinen Randgebieten auswirken, wurden zuerst in Mitteleuropa untersucht, obwohl solche Fallwinde auch in anderen Regionen der Erde auftreten. Dies könnte ein Hinweis darauf sein, daß Mitteleuropäer besonders unter Wetterfühligkeit leiden.

Wetterempfindlichkeit

Die Wetterfühligkeit ist oft schon ein Vorbote der Wetterempfindlichkeit mit Symptomen, denen im Gegensatz zur einfachen Wetterfühligkeit Krankheitswert zukommt. Sie betrifft Menschen, die infolge (meist) chronischer Krankheiten, Verletzungen oder stark verminderter Anpassungsfähigkeit an die Umwelt krankhaft auf Wetterreize reagieren. Symptomatisch dafür sind vor allem ausgeprägte Kopfschmerzen, die im Zusammenhang mit früheren Schädel-Hirn-Verletzungen stehen können, Schmerzen an verheilten Knochenbrüchen und Narben, außerdem oft psychosoziale Beeinträchtigungen.

Auch die Wetterempfindlichkeit erklärt sich vorwiegend aus Funktionsstörungen des vegetativen Nervensystems, wenn dessen Reizschwelle herabgesetzt ist. Sie wirken sich vor allem am »Ort des geringsten Widerstands« im Körper aus, also an vorgeschädigten Stellen. Ferner spielen hormonelle und biorhythmische Reaktionen auf die Wetterreize eine Rolle, die vielfältige biochemische Veränderungen mit entsprechenden Funktionsstörungen auslösen. Genau geklärt sind diese Reaktionen bisher noch nicht.

Als Auslöser der Wetterempfindlichkeit diskutiert man heute elektromagnetische Wellen in Verbindung mit großen Luftmassenbewegungen, zum Beispiel das Aufgleiten bei Kaltfronten und solare Einflüsse, wie Eruptionen der Sonne. Bewußt wahrgenommen werden diese Wetterreize nicht. Da die elektromagnetischen Langwellen der tatsächlichen Wetteränderung ein bis zwei Tage vorauseilen, spüren wetterempfindliche Menschen die bevorstehenden Veränderungen oft im voraus fast so zuverlässig, wie sie durch ein Barometer angekündigt werden.

Hellpach hat bereits im Jahr 1917 den Begriff der »meteotropen Krankheiten« geprägt. Er verstand darunter chronische

Krankheiten, die durch bestimmte Wettervorgänge ausgelöst oder in ihrem Ablauf und Erscheinungsbild verändert werden. Heute ist man der Ansicht, daß – ähnlich wie bei der Wetterfühligkeit – wetterbedingte Reaktionen bei den betroffenen Menschen nicht in jedem Fall und auch nicht in gleicher Weise zum Ausbruch kommen, weil Alter, Geschlecht, individuelle Reaktionslage und Resonanzfähigkeit von Tag zu Tag nur eine unterschiedliche Beeinflussung des Organismus durch atmosphärische Einwirkungen zulassen. Mit anderen Worten: der Organismus muß, um auf Wetterreize reagieren zu können, einen wunden Punkt, eine Schwachstelle anbieten.

Wetterklassifikationen

Offenbar ist nicht ein einzelner Wetterfaktor allein für das Auftreten bestimmter körperlicher oder seelischer Veränderungen im Organismus verantwortlich – worauf schon Humboldt hingewiesen hat –, sondern mehrere Wetterfaktoren gemeinsam rufen im Organismus eine bestimmte Wirkung hervor. Deshalb hat man in den vergangenen drei Jahrzehnten mit einigem Erfolg versucht, den Wetterablauf einzelner Tage anhand der beteiligten Wetterfaktoren zu typisieren, um vielleicht auf diese Weise voraussagen zu können, welche Beschwerden bei einem bestimmten Wetter gehäuft auftreten. Man untersuchte die Wettervorgänge, Wettererscheinungen, Fronten- und Luftmassenwechsel von Hoch- und Tiefdruckgebieten. Man wählte vor allen Dingen solche Wettervorgänge als entscheidende Größe aus, die Auskunft über die wichtigsten Vorgänge in der Atmosphäre geben können. Vor allem vertikale Luftmassenbewegungen, die sich durch Absinken oder Aufgleiten von Luft auszeichnen, oder großräumige Austauschprozesse, wie sie in Hoch- und Tief-

druckgebieten auftreten, wurden einschließlich der für sie charakteristischen Wettererscheinungen zur Typisierung herangezogen:

⇨ Absinken der Luft beobachtet man vor allem im Hochdruckgebiet und im Warmsektor eines Tiefs, wenn sich Luftmassen von höheren zu tieferen Atmosphärenschichten bewegen. Diese Vorgänge erwärmen die Luft und trocknen sie aus. Es kommt zur Wolkenauflösung. An den Rändern der Hochdruckgebiete spricht man von einem Abgleiten der Luft. Bei diesem Vorgang sinkt die Luft nicht nur vertikal ab, sondern sie wird auch horizontal versetzt.

⇨ Unter Aufgleiten versteht man eine stetige, verhältnismäßig langsame, nach oben gerichtete Bewegung von Luftmassen bei gleichzeitig kräftiger, horizontaler Versetzung. Im Tief ist Aufgleiten an dessen Vorderseite an der Grenzfläche zwischen abziehender kälterer und nachfolgender wärmerer Luft wirksam. Dabei entsteht Schichtbewölkung, die bis in große Höhen reicht und sich zunehmend verdichtet, bis schließlich ein gleichmäßiger Landregen fällt.

⇨ Von hochreicher Labilität spricht man, wenn auf der Rückseite des Tiefs an der Grenzfläche zwischen warmer und nachfolgender kälterer Luft ein rasches und starkes Anheben der Luftmassen zu hochreichender Quellbewölkung führt, aus der schauerartige, zum Teil mit Gewittern verbundene Niederschläge fallen.

Die Daten über Wettervorgänge in der Atmosphäre können auf verschiedene Weise gesammelt und aufgearbeitet werden. Daraus haben sich im Laufe der Zeit vier verschiedene, sehr komplexe Schemata zur Wetterklassifikation entwickelt, die nach ihren Entstehungsorten benannt sind: das Hamburger (Kuhnke, 1956), das Königsteiner (Becker, 1956), das Tübinger

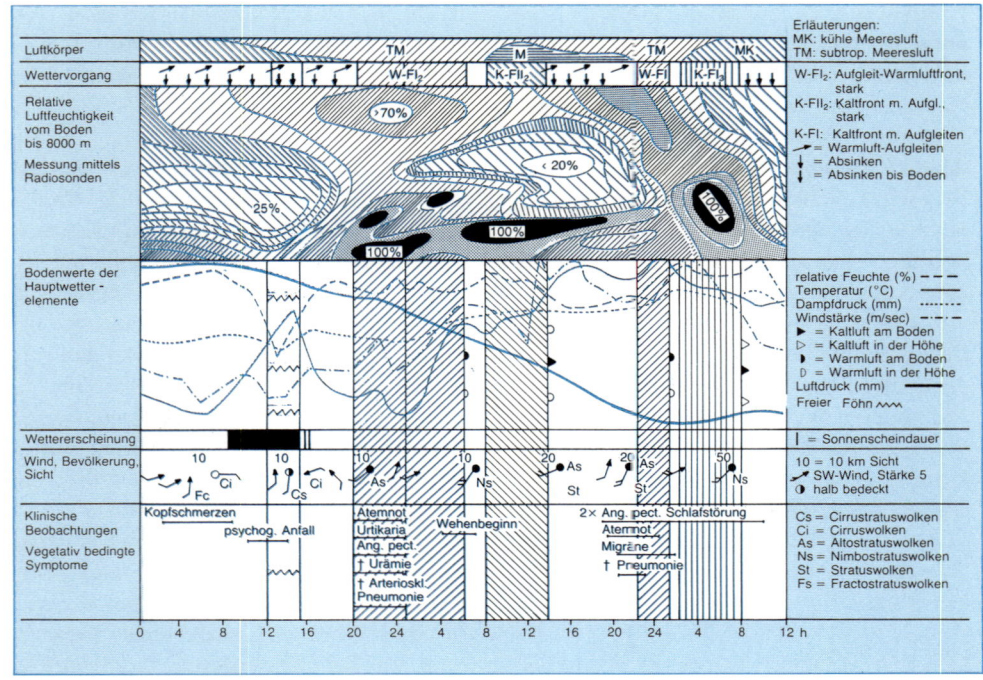

Königssteiner Arbeitsschema (nach Becker, 1956)

(Daubert, 1962) und das Tölzer (Ungeheuer und Brezowsky, 1965) Schema. Die Komplexität der Schemata ist am Beispiel des Königsteiner Schemas zu erkennen. Sie versuchen, mit unterschiedlichen Mitteln Wettervorgänge zu charakterisieren, haben aber den Nachteil, daß sie wertvolle Informationen über die Intensität der Wettervorgänge und des Wetterablaufs nicht berücksichtigen – ein Nachteil, der bis heute noch nicht ganz ausgeglichen ist. Bei der Vielzahl der möglichen meteorologischen Einflußgrößen und Befindensstörungen kann man nicht von vorneherein erwarten, daß der Organismus immer gleich reagiert. Alter, Geschlecht, Gesundheitszustand und aktuelle Reaktionslage spielen auch immer eine Rolle. An manchen Tagen mit reizstarkem Wetterablauf kann es möglich sein, daß Menschen in ihrem Befinden weniger beeinträchtigt sind als bei reizarmerem Wetterablauf, weil sie an diesen Tagen aufgrund einer günstigeren Reaktionslage ihres Organismus für Wetterreize weniger empfindlich reagieren. Weil die Wetterreize die Menschen weder gleichartig treffen, noch die Wetterreize den Menschen in gleicher Art bewußt werden, hat Wetterfühligkeit einen ganz persönlichen Stellenwert, auch wenn Skeptiker behaupten, sie sei bloß eine Art von Eigendiagnose für einen Zustand, für den man sonst keine vernünftige Erklärung finden könne.

Ein relativ großer Personenkreis hat für Wetterfühlige deshalb nur ein Lächeln übrig, tut deren Reaktionen als Einbildung ab und hat nur für triviale Wettererscheinungen und -folgen, wie zum Beispiel Hitze, Kälte, Sturm, Glätte, Nebel oder Trockenheit, Verständnis.

Natürlich gibt es auch regelrechte »Wetterneurotiker« und »Wetterhypochonder«, die immer über das Wetter klagen.

Manchmal ist es ihnen zu warm oder zu kalt. Die Gebirgsluft ist ihnen zu rauh, an der See bekommen sie Kopfweh, und im Herbst klagen sie über Nebel, der sie angeblich depressiv stimmt. Sie lasten jede Befindensverschlechterung dem Wetter an. Mancher in der medizinmeteorologischen Beratung tätige Wissenschaftler kann darüber ein Lied singen. Sind aber nicht gerade diese Menschen wetterfühlig, weil sie ihr Umwelttraining, die Anpassung an den Umweltfaktor Wetter über alle Maßen vernachlässigen?

Ein anderer Kreis von tatsächlich auf das Wetter reagierenden Menschen betrachtet sich als »wandelnde Barometer«. Sie glauben, daß ihnen ihre Befindensstörungen und krankhaften Reaktionen erlauben, Wetterumschläge präzise vorherzusagen, was sicher übertrieben ist.

Zwischen diesen Extremen ist der große Kreis von wirklich wetterfühligen und wetterempfindlichen Menschen angesiedelt, der in der Bundesrepublik Deutschland die stattliche Zahl von rund 20 Millionen erreicht.

Wetterabhängige Krankheiten

Da die Wetterfühligkeit seit geraumer Zeit immer häufiger auftritt, nimmt das Interesse für die Bioklimatik stark zu. Zahlreiche Untersuchungen über den Einfluß des Wetters bei chronischen Krankheiten, die von Ärzten und den medizinmeteorologischen Forschungsstellen in der Bundesrepublik Deutschland, in Österreich und in der Schweiz durchgeführt wurden, ergaben eine breite Palette wetterabhängiger (meteorotroper) Krankheiten, Einzelsymptome und physiologischer Funktionen. Aufgeführt werden nur die wichtigsten Krankheiten und Symptome, vor allem jene, die auch im Informationsdienst für Ärzte (Bioprog), auf den wir später noch eingehen, angesprochen werden.

Zwei solcher Beziehungen zwischen Wetter und Organismus wurden näher untersucht: die Abhängigkeit von Kopfschmerzen und von Kreislaufstörungen vom Wetter. Kopfschmerzen treten sehr häufig im Winter bei raschen Westlagen und selten bei Ostlagen auf. Die Beschwerdehäufigkeit von Kreislaufstörungen ist im Winter bei langsamen Westlagen und beim stationären Hoch am größten; beide zeichnen sich durch schwache Luftbewegung aus und belasten die Atmungsorgane, aber auch das Herz-Kreislauf-System durch Schadstoffanreicherung in der Luft und Nebel. Im Sommer sind Kreislaufbeschwerden bei Südlagen, die Warmluft heranführen, am häufigsten. Seltener treten sie dagegen im Zwischenhoch, das Wetterberuhigung mit gemäßigten Temperaturen bringt, auf.

Die Wetterabhängigkeit der verschiedenen meteorotropen Krankheiten, Einzelsymptome und -beschwerden läßt sich heute noch nicht umfassend erklären. Als Grundursachen sind bei allen Gesundheits- und Befindungsstörungen die weiter vorne genannten Veränderungen der Funktionen des vegetativen Nervensystems, der Hormondrüsen und möglicherweise auch der Biorhythmen anzusehen. Darüberhinaus spielen bei manchen wetterabhängigen Krankheiten noch spezifische Einflüsse eine Rolle, zum Beispiel der Pollenflug bei Heuschnupfen, Smoglagen mit höherer Luftverschmutzung bei Bronchialasthma oder nasse Kälte, die zur Abwehrschwächung führt, bei Erkältung und Grippe. Bei vielen wetterabhängigen Erkrankungen kann man solche eindeutigen Zusammenhänge jedoch nicht nachweisen und muß sich mit der Annahme begnügen, daß sie durch vegetative Funktionsstörungen hervorgerufen werden. Bei den einzelnen Krankheiten kommen wir darauf nochmals ausführlich zurück.

Auf der Basis von mehr als 1 000 Einzelarbeiten, die in der Zentralen Medizinmete-

Wetterabhängige Krankheiten, Einzelsymptome und physiologische Funktionen (nach Faust, 1985)

Wetterabhängige Krankheiten

Allergien	Hypertonie
Angina pectoris	Hypotonie
Atemwegserkrankungen	Krämpfe aller Art
Blinddarmentzündung	Lungenentzündung
Bronchialasthma	Magenerkrankungen
Bronchitis	Migräne
Embolien	Multiple Sklerose
Epilepsie	Nervenentzündung
Erkältungskrankheiten	Nierenkrankheiten
Gallenleiden	Rheumatismus
Grippe	Scharlach
Herz- und Kreislauferkrankungen	Schlaganfälle
Herzinfarkte	Thrombosen
Heufieber	Überfunktion der Schilddrüse
Hexenschuß, Ischias	Zuckerkrankheit

Wetterabhängige Einzelsymptome und -beschwerden

Komplikationen nach Operationen und Knochenbrüchen	Blutungen
Narbenschmerzen	klimakterische Beschwerden (Wechseljahre)
Stumpfbeschwerden (Phantomschmerzen)	vorzeitige Geburtsauslösung

Wetterabhängige physiologische Funktionen

Blutgerinnungszeit	Zahl der roten und weißen Blutkörperchen
Blutgerinnungsgeschwindigkeit	
Blutvolumen	Produktion und Ausschüttung bestimmter Hormone
Eiweißgehalt des Blutwassers	
Gehirndurchblutung	Leistung von Leber und Niere
Gewebedurchlässigkeit	Aktivität der Immunabwehr
Pulsfrequenz	Spannung der Skelettmuskulatur
roter Blutfarbstoff	

orologischen Forschungsstelle in Freiburg gesammelt, bewertet und nach medizinischen Formenkreisen dokumentiert wurden, wurde eine Bilanz der medizinmeteorologischen Erkenntnisse gezogen. Wenn auch der ursächliche Zusammenhang noch nicht gefunden werden konnte, war es doch möglich, einheitlich strukturierte Ergebnisse zu einem Gesamtbild der wetterbedingten Empfindlichkeit des Organismus zusammenzufassen. Dieses sieht wie folgt aus:

⇨ Das Wettergeschehen ist nicht die eigentliche Ursache, sondern lediglich auslösender Faktor meteorotroper Reaktio-

Wettervorgang	▼	↘	↗	⤢	WF	↗	OKL	KF	↷	↗̄
Bewegungscharakteristik	↓	↳	↳	↳	↳↓	↳	↳	↳↓	↑	‡
Luftmasse	warm						gemischt	kalt		
Psychopathie	●									
Erkältungskrkh. Grippe	○	+			○					
Migräne	×	×		○					×	
Reizbarkeit		●			○					
Kopfschmerz		○		○	○		○	○		×
Schizophrenie		●	○	●						
Blutungen		●		○	●	×				
Schlaftiefe		●			●	●		○	+	+
Subj. Beschwerden		●			○	●				○
Bronchitis		○					○			
Spasmen		●			○			●	×	
Thrombose		×		●	○	×				
Traumat. Enzephalitis				●	●					
Unfallbereitschaft		×		●	○	●	×		○	+
Embolie		×	+	●	●	●	○	○	×	×
Hypotoner Kollaps		○			●					+
Appendizitis				○	●				○	
Entzündliche Prozesse					●	○	×			
Pneumonie				○						
Neurosis				○	●	○				
Suizid		○		○	●					×
Glaukom				×	●		×	○		×
Herzinfarkt	+	○		●	●	●	○	○	×	+
Reaktionszeit		×	+		●		●	○		+
Stumpfschmerz				○	●			●	○	
Herzinsuffizienz	+				●			●		+
Psych. Depression				○	○	●				
Hämophile Gelenkblutung				○		●				
Magenperforation					○	○		●		
Herztod					×	○	○	●		×
Apoplexie				×	×			●	○	
Diabetes				×				●		
Angina Pectoris	+		+			×		●	●	
Rheumatoide Arthritis							○	○	●	
Frühgeburt					×			○		
Epilepsie								○	×	
Koliken								○	●	×

Wetter und Krankheiten (Auswahl)
Medizinmeteorologische Untersuchungen in Deutschland 1948–76 (nach W. Sönning)

- ▼ Absinken ↘ Abgleiten
- ↗ Aufgleiten WF Warmfront
- ⤢ subtropisches Aufgleiten
- ↗ stabiles Aufgleiten
- OKL Okklusion KF Kaltfront
- ↷ hochreichende Labilität
- ↗̄ Grundschichtlabilität

- ↓ ↑ ab-/aufsteigende Luftbewegung
- → horizontale Luftbewegung
- ↳ kombinierte Luftbewegung

Statistischer Zusammenhang:
- ● gut gesichert ○ gesichert
- × Trend + günstiger Einfluß

nen. Mit anderen Worten: die Wirkung des Wetters auf den Menschen, die der Fachmann als Meteorotropie bezeichnet, ist eine allgemeine, untergeordnete, aber bei jedem Wettergeschehen wirkende Erscheinung.

⇨ Das Maximum der biotropen Intensität, der Reizstärke der Atmosphäre, liegt im Bereich der stärksten Wetteränderungen, also der Fronten, Luftmassenwechsel und dynamischen Prozesse. Besonders an der Tiefdruckvorderseite, die durch Warmluftzufuhr charakterisiert ist, treten häufig wetterbedingte Reaktionen im Organismus auf.

⇨ Die auf biologische Systeme bezogene Wirkung des Wetters wird auch von klimatischen tages- und jahreszeitlichen Faktoren (Biorhythmen), krankhaften und individuellen Faktoren mitgeprägt.

In der Tabelle Seite 27 sind die Ergebnisse der im Zeitraum 1948 bis 1976 durchgeführten Untersuchungen zum Thema Wetter und Gesundheit anschaulich dargestellt. In der Horizontalen sind die Wettervorgänge und Wetterphasen in ihrem idealisierten Ablauf aufgetragen, also in der Reihenfolge: Hochdruckgebiet-Tiefdruckvorderseite-Wetterumschlag (Warmfront)-Tiefrückseite (Kaltfront)-Hochdruckgebiet. In der Vertikalen sind die vom Wetter beeinflußbaren Krankheiten, Einzelsymptome und physiologischen Funktionen so angeordnet, daß sich eine diagonale Anordnung der statistisch gesicherten Ergebnisse (schwarze Punkte) ergibt. Der Einfluß der Wetterreize auf den Körper wirkt sich individuell unterschiedlich aus, da die wetterabhängigen Erkrankungen hauptsächlich an bereits vorgeschädigten und geschwächten Organen auftreten. Im Vordergrund stehen meist Störungen der Herz-Kreislauf- und -Atemfunktionen, erhöhte Anfälligkeit für Infektionen und Entzündungen, Rheuma- und Kolikschmerzen. Die häufigsten Krankheiten, bei denen der Wettereinfluß eine Rolle spielen kann, wollen wir jetzt vorstellen.

Herz-Kreislauf-Erkrankungen

Das Herz-Kreislauf-System wird besonders häufig von den Wettereinflüssen betroffen. Das erklärt sich zum Teil daraus, daß die komplizierten vegetativen, hormonellen und biorhythmischen Regel- und Steuervorgänge für die Herztätigkeit und die Weite der Blutgefäße, den Blutdruck und die Blutverteilung durch Wetterreize leicht aus dem Takt gebracht werden können. Hinzu kommen aber noch unmittelbare Auswirkungen der Wetterfaktoren auf das Herz-Kreislauf-System. Vor allem die Schwankungen des Luftdrucks, der Luftfeuchtigkeit und Temperatur erfordern Gegenregulationen des Herzens und der Blutgefäße, die zu erheblichen Beschwerden führen können. Außerdem hängt der Gehalt der Luft an Schadstoffen und allergieauslösenden Substanzen vom Wetter ab; diese Einflüsse betreffen direkt zwar die Atmungsorgane, indirekt wirken sie aber auch auf das eng mit der Atmung zusammenarbeitende Herz-Kreislauf-System.

Herzinsuffizienz

Eine verminderte Leistungsfähigkeit des Herzmuskels tritt oft als Alterserscheinung auf und entwickelt sich dann schleichend. Unabhängig vom Alter kann dann Herzschwäche akut bei verschiedenen Herzkrankheiten entstehen, zum Beispiel bei Entzündungen oder Herzklappenfehlern. Allgemeine Warnzeichen sind beschleunigter Puls schon bei leichter Anstrengung, der in Ruhe nur langsam zur Norm zurückkehrt, Knöchelschwellungen vor allem abends, verminderte Harnentleerung am Tag, dafür mehrmaliges nächtliches Wasserlassen, Kurzatmigkeit, bläuliche Lippen und Ohrensausen. Auch unklare

Kopfschmerzen, Schlafstörungen, Angstgefühle, die direkt aus dem Herzen zu kommen scheinen, Magendrücken, Durchfall und andere Verdauungsstörungen deuten nicht selten auf Herzschwäche hin. Die weitere Symptomatik hängt davon ab, ob die rechte oder linke Seite des Herzens betroffen ist. Bei Schwäche der rechten Herzhälfte kommt es zu Blutstauungen im Körperkreislauf mit Wassersucht, Leber- und Milzschwellung, bei Linksinsuffizienz staut sich das Blut im Lungenkreislauf und führt zu Reizhusten, Reizbronchitis und anfallweiser Atemnot (Herzasthma). Wenn beide Hälften des Herzens geschwächt sind, treten die obigen Symptome gemeinsam auf.

Die Einflüsse des Wetters können Herzschwäche nicht verursachen, aber die Symptome deutlich verschlimmern. Besonders gefährlich für den geschwächten Herzmuskel ist schwüles Wetter mit hoher Luftfeuchtigkeit, Nebel und Smog. Je nach individueller Empfindlichkeit können aber auch andere Wetterreize zu Beschwerden bei geschwächtem Herzen führen. Selbst eine leichte Herzschwäche, die gewöhnlich vom Körper ausgeglichen wird, kann bei ungünstigem Wetter erhebliche Beschwerden hervorrufen. Bei stark geschwächtem Herzen endet die zusätzliche Belastung durch Wetterreize manchmal tödlich.

Angina pectoris

Die anfallweise auftretende Herzenge (Stenokardie) entsteht, wenn der Herzmuskel nicht mehr ausreichend mit Blut versorgt wird. Wie alle mangeldurchbluteten Gewebe reagiert auch das Herz darauf mit Schmerzen, die hinter dem Brustbein und in der linken Brusthälfte auftreten und in den linken Arm ausstrahlen. In leichten Fällen spüren die Betroffenen auch nur ein unangenehmes Enge- und Beklemmungsgefühl in der Herzgegend. Oft kommt starke Angst hinzu, die direkt aus dem Herzen zu stammen scheint. Im allgemeinen klingen diese Anfälle innerhalb weniger Minuten wieder ab, bei längerer Dauer muß an einen Herzinfarkt gedacht und sofort ein Arzt gerufen werden.

Verursacht wird Angina pectoris durch Verengung der Herzkranzgefäße, die für die Blutversorgung des Herzmuskels zuständig sind. Oft liegt eine Verkalkung dieser Arterien vor, es gibt aber auch schwere Fälle, die sich allein durch die nervöse Verkrampfung der Herzkranzgefäße erklären. Bei vielen Patienten stellt man als Grundursache Arterienverkalkung fest, die durch nervöse Gefäßkrämpfe verschlimmert werden kann. Eine sichere Unterscheidung organischer und nervöser Ursachen setzt eine gründliche Untersuchung voraus. An den Symptomen kann man die »nur« nervös bedingten Anfälle nicht erkennen, denn sie verlaufen zum Teil sogar schwerer als bei einer organischen Herzerkrankung. Auf die leichte Schulter darf nervös bedingte Angina pectoris nicht genommen werden, weil die damit einhergehende Minderdurchblutung des Herzmuskels im Lauf der Zeit zu organischen Herzschäden führen kann.

Wetterreize machen den Betroffenen oft schwer zu schaffen. Bei organischen Anfällen erklärt sich das aus Fehlsteuerungen der Herzfunktionen und vermehrte Belastung des kranken Herzens bei Schwüle, Nebel und Smog, während bei nervösen Anfällen die Gefäßverkrampfungen durch Fehlfunktionen des vegetativen Nervensystems im Vordergrund stehen. Durch den Einfluß des Wetters werden die Herzanfälle häufiger und verlaufen schwerer, schlimmstenfalls droht der akute Herzinfarkt.

Als besonders gefährdet gelten Raucher, weil Nikotin und andere Schadstoffe im Rauch als Herz- und Gefäßgifte die Arterienverkalkung und Verkrampfungen der Herzkranzgefäße begünstigen. Außerdem stören die Bestandteile des Rauchs die

Funktionen des vegetativen Nervensystems und können Wetterfühligkeit fördern. Deshalb läßt sich allein durch den Nikotinverzicht oft die Anfallshäufigkeit und allgemein auch die Wetterfühligkeit verringern.

Herzinfarkt

Ähnlich wie bei Angina pectoris wird auch beim Herzinfarkt die Häufigkeit und Schwere durch Wetterreize beeinflußt. Vor allem die Belastungen des Herz-Kreislauf-Systems bei schwülwarmem und nebligem Wetter, Smog oder beim Durchzug von Wetterfronten lassen die Infarktrate in die Höhe schnellen. Außerdem enden Infarkte bei solchen Wetterverhältnissen häufiger tödlich. Allerdings verursacht das Wetter allein keinen Infarkt, vielmehr muß bereits eine Schädigung am Herzen bestehen. Die Ursachen entsprechen im Prinzip denen bei Angina pectoris, die deshalb auch als mögliches Vorwarnzeichen des später drohenden Infarkts anzusehen sind. Durch rechtzeitige Behandlung der Durchblutungsstörung kann ein Infarkt oft ver-

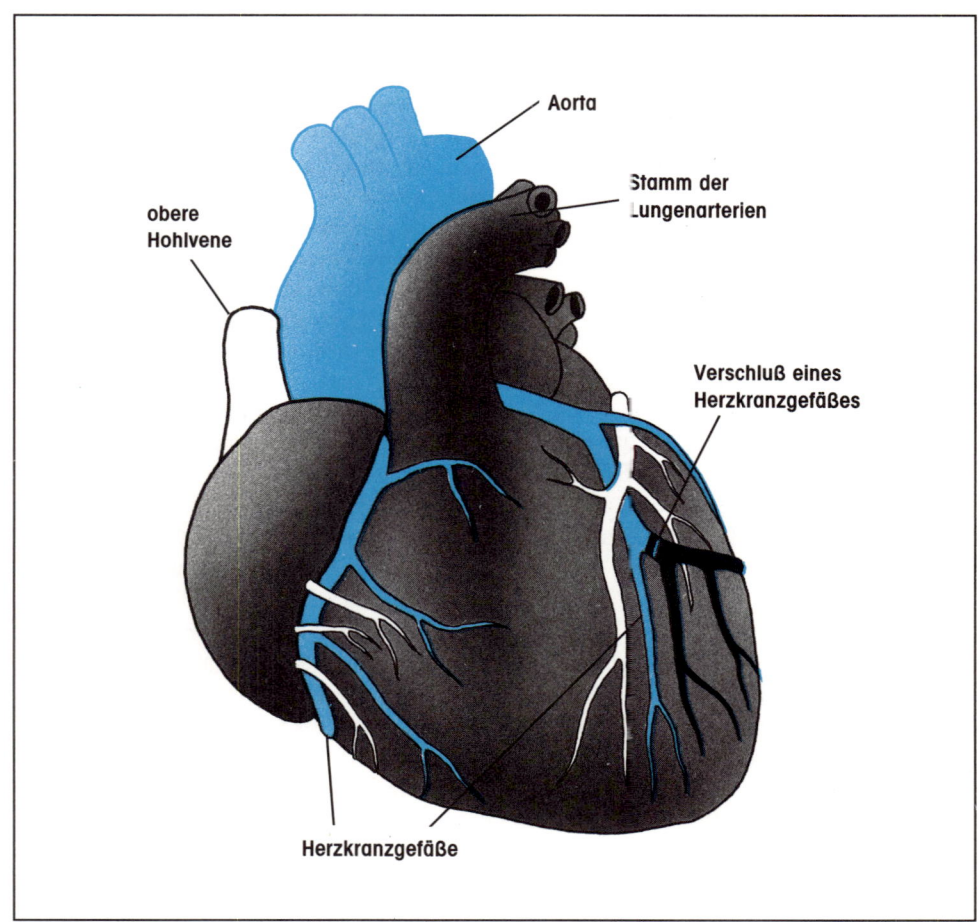

Aorta

Stamm der Lungenarterien

obere Hohlvene

Verschluß eines Herzkranzgefäßes

Herzkranzgefäße

Herzinfarkt
Durch den Verschluß eines Herzkranzgefäßes wird das von diesem Blutgefäß versorgte Gewebe nicht mehr durchblutet und stirbt ab

hindert werden. Vor allem zu fett-, eiweiß- und kalorienreiche Kost, Nikotinmißbrauch, Bewegungsmangel, Dauerstreß und nicht behandelter Bluthochdruck erhöhen das Infarktrisiko. Daneben spielen nach neusten Erkenntnissen offensichtlich seelische Faktoren eine wichtige Rolle, insbesondere die dauernde Unterdrückung von Gefühlen. Genau erklärbar sind die Zusammenhänge zwischen Herzinfarkt und Seelenleben noch nicht, vermutlich wirken die psychischen Einflüsse über das vegetative Nervensystem auf das Herz. Zum akuten Infarkt kommt es, wenn eine Herzkranzarterie durch Verkalkung, seltener allein durch eine nervöse Verkrampfung, verschlossen wird. Oft wirken organische und seelisch-nervöse Faktoren zusammen. Durch den völligen Arterienverschluß wird der nachfolgende Teil des Herzmuskels schlagartig von der Blutversorgung abgeschnitten, und das Gewebe stirbt ab.

Der Herzinfarkt kann, wie man inzwischen weiß, fast unbemerkt bleiben. In typischen Fällen verläuft er aber mit dramatischen Symptomen. Im Vordergrund stehen plötzliche heftige Schmerzen in der Herzgegend und unter dem Brustbein, die in den linken Arm, bis hinauf zum Hals und in den Bauch ausstrahlen können. Der Puls ist kaum fühlbar, der Blutdruck fällt ab, das Gesicht wirkt graubläulich, die Lippen sind bläulich, kalter Schweiß bricht aus und Atemnot kommt hinzu. Die Patienten sind auffällig ruhig oder sehr unruhig und leiden unter Todesangst. Die Schwere der Symptome sagt jedoch nichts darüber aus, wie gefährlich der Infarkt ist. Beim geringsten Verdacht auf einen Infarkt muß unverzüglich der Notarzt gerufen werden, denn die ersten 30 Minuten können über Leben und Tod entscheiden. Der Patient wird bequem, am besten halb sitzend gelagert, warm eingehüllt und getröstet, das Fenster soll geöffnet werden, damit er mehr Sauerstoff erhält. Bei Herz- und Atemstillstand muß bis zum Eintreffen der Notarztes äußere Herzmassage und künstliche Beatmung durchgeführt werden. Angehörige von Infarktgefährdeten sollten diese beiden Maßnahmen rechtzeitig im Erste-Hilfe-Kurs erlernen, denn ohne praktische Anleitung können sie im Notfall nicht wirksam helfen.

Herztod

Bei manchen Wetterlagen, die das Herz-Kreislauf-System belasten, nimmt das tödliche Herzversagen deutlich zu. Das gilt vor allem wieder bei schwülwarmem Wetter, Nebel, Smog und beim Durchzug von Wetterfronten. Natürlich läßt sich der plötzliche Herztod nicht unmittelbar auf die Wetterreize zurückführen, so stark wirken diese nicht. Aber wenn das Herz vorgeschädigt und geschwächt ist, kann es im ungünstigsten Fall unter dem Einfluß des Wetters akut versagen, der Tod tritt innerhalb weniger Sekunden ein. Die Wetterreize sind dann gewissermaßen der letzte Tropfen, der das Faß zum Überlaufen bringt.

Als besonders gefährdet gelten Menschen, die unter ausgeprägter Herzschwäche oder fortgeschrittener Verkalkung der Herzkranzgefäße leiden, hochgradig infarktgefährdet sind oder bei denen eine starke Überfunktion der Schilddrüse mit Herzschädigung besteht. Außerdem tritt der wetterabhängige plötzliche Herztod als Komplikation bei Operationen auf, wenn das bereits vorgeschädigte Herz die Mehrfachbelastung durch Narkose, chirurgischen Eingriff und Wettereinflüsse nicht mehr verkraftet.

Der plötzliche Herztod ist nicht unwiderruflich. Wenn innerhalb kürzester Zeit mit der Wiederbelebung begonnen wird, kann das Herz wieder zum Schlagen gebracht werden. Häufig ist ärztliche Hilfe allerdings so rasch nicht möglich. Deshalb sollten die Angehörigen gefährdeter Menschen unbedingt rechtzeitig im Erste-Hilfe-Kurs lernen, welche Maßnahmen sie bis zum Eintreffen des Notarztes ergreifen müssen.

Hypotone Kreislaufreaktionen

Wetterabhängige vegetative Fehlsteuerungen und biorhythmische Störungen der Gefäß- und Kreislaufregulation lassen den Blutdruck vor allem bei Warmfronten absinken. Das kann schon bei Menschen mit normalem Blutdruck vorübergehend zu unangenehmen Beschwerden führen. Noch stärker leiden diejenigen darunter, deren Blutdruck ständig zu niedrig liegt. Erfahrungsgemäß befinden sich unter diesen Hypotonikern besonders viele wetterfühlige Menschen.

Von niedrigem Blutdruck (Hypotonie) spricht man, wenn der systolische (erste) Meßwert dauernd unter 100 mm Hg liegt. Oft ist dann auch der Puls verlangsamt. Die Ursachen lassen sich bei vielen Patienten nicht sicher feststellen. Wenn keine krankhaften Störungen vorliegen, zum Beispiel Blutarmut, Infektionen, chronische Krankheitsherde, Vergiftungen oder Stoffwechseldefekte, muß man meist von anlagebedingter Neigung zur Hypotonie ausgehen. Ihr kommt kein Krankheitswert zu, sie läßt sich aber nur schwer behandeln. Ferner muß an Erschöpfungszustände, Nikotinmißbrauch, nervöse und hormonelle Fehlsteuerungen, Depressionen und andere seelische Einflüsse gedacht werden. Da niedriger Blutdruck das Herz und die Gefäße schont, gilt er als eine Art Lebensversicherung. In der Tat werden die Betroffenen oft überdurchschnittlich alt, aber wegen der Hypotonie führen sie häufig ein Leben auf Sparflamme. Da zu niedriger Blutdruck aber auch auf eine behandlungsbedürftige Krankheit hinweisen kann, darf man sich nicht einfach damit abfinden, sondern sollte stets eine gründliche Untersuchung veranlassen. Nach deren Befund richtet sich die Therapie.

Die Symptome der Hypotonie werden meist als sehr lästig empfunden. Im Vordergrund stehen abnorme Ermüdbarkeit, Leistungsschwäche, Kopfschmerzen und Schwindelgefühl. Sie bessern sich im Liegen wegen der dann besseren Blutverteilung, beim Aufstehen verschlimmern sie sich dann vorübergehend, weil das Blut in die unteren Körperteile versackt. Wetterreize verschlimmern diese Beschwerden, unter Umständen kommt es zur Ohnmacht mit Verlust des Bewußtseins.

Hypertone Kreislaufreaktionen

Unter der Belastung durch Wettereinflüsse kann sich der Blutdruck auch deutlich erhöhen. Neben wetterbedingten Störungen der vegetativen und biorhythmischen Regulierung des Blutdrucks, die bei allen Wetterverhältnissen möglich ist, spielen dabei auch Kältereize eine Rolle. Sie verengen die Blutgefäße der Haut, durch den vermehrten Widerstand der enggestellten Arterien steigt der Blutdruck. In schweren Fällen droht eine hypertone Blutdruckkrise mit sprunghaftem, starkem Anstieg der Werte.

Die wetterbedingte, vorübergehende Blutdruckerhöhung fällt bei Gesunden, deren Blutdruck sonst im Normbereich liegt, meist nur mäßig aus, wird aber oft mit unangenehmen Beschwerden wahrgenommen. Auch wenn sich der Blutdruck bald wieder normalisiert, sollte trotzdem eine Untersuchung veranlaßt werden. Nicht selten sind solche schwankenden Blutdruckwerte nämlich die Vorboten des späteren, dauernden Hochdrucks.

Besonders durch Wettereinflüsse gefährdet werden jene Menschen, deren Blutdruck unabhängig vom Wetter ständig erhöht ist. Bei ihnen besteht auch das Risiko einer gefährlichen hypertonen Blutdruckkrise. Der normale Blutdruck liegt bei Erwachsenen altersabhängig zwischen 120/80 und 150 bis 160/90 bis 95 mm Hg. Der Risikobereich beginnt nach heutiger Auffassung bereits bei 145 bis 150/95 mm Hg, ab 160/165 bis über 95 mm Hg muß der

Hochdruck behandelt werden, sofern es sich nicht nur um eine vorübergehende Erhöhung handelt, wie sie zum Beispiel als Reaktion auf Wettereinflüsse auftritt. Hauptursachen des Bluthochdrucks sind Arterienverkalkung (die aber umgekehrt auch erst durch hohen Blutdruck verursacht oder verschlimmert wird), Streß und andere seelisch-nervöse Faktoren, Nikotinmißbrauch, übermäßige Kochsalzzufuhr und Nierenleiden. Zum Teil lassen sich die Ursachen nicht sicher nachweisen. Eine Rolle spielen wahrscheinlich auch Störungen der Biorhythmen, die den Blutdruck steuern, aber diese Faktoren sind noch weitgehend ungeklärt.

Bluthochdruck verläuft schleichend, mit unklaren, lange Zeit nur mäßigen Symptomen, an die man sich gewöhnt. Deshalb wird die Behandlung viel zu lange verzögert, und es können Herz- und Gefäßschäden entstehen, die sich vielleicht nicht mehr rückgängig machen lassen. Bei folgenden Beschwerden muß an hohen Blutdruck gedacht werden, auch wenn sie nur gelegentlich zum Beispiel im Zusammenhang mit Wettereinflüssen auftreten: Kopfschmerzen ohne erkennbare andere Ursachen, Schwindel und Kurzatmigkeit, in fortgeschrittenen Fällen rasche Ermüdbarkeit und Leistungsabfall, Gedächtnisstörungen, Ohrensausen und Herzschmerzen. Anfangs wirken die Betroffenen wegen ihrer geröteten Gesichtshaut oft vollblütig und machen einen gesunden, vitalen Eindruck, später erscheinen sie blaß, weil die Nieren bald durch den Hochdruck geschädigt werden. Sie sondern dann vermindert ein Hormon ab, das für die Bildung von roten Blutkörperchen verantwortlich ist. Bei derartigen Symptomen muß bald eine Untersuchung veranlaßt werden, denn als Komplikationen der unbehandelten Hypertonie drohen schlimmstenfalls Infarkte und Schlaganfälle.

Atemwegserkrankungen

Normalerweise läuft die Atmung automatisch ab, gesteuert durch das vegetative Nervensystem und andere Regulationsmechanismen. Auch das Seelenleben spielt dabei eine Rolle; Depressionen können den Atemrhythmus verlangsamen, Aufregungen und Angstzustände beschleunigen ihn. Vorübergehend kann die Atemtätigkeit bei Bedarf auch willentlich gesteuert werden.

Wetterreize beeinflussen die Atmung durch Veränderung vegetativer Funktionen und seelischer Vorgänge. Davon abgesehen wird die Atmung noch durch andere Wetterfaktoren verändert, die beim Atmen unmittelbar auf die Atmungsorgane wirken, zum Beispiel Feuchtigkeit, Temperatur und Schadstoffgehalt der Luft. Zu den häufigsten Folgen der Wettereinflüsse gehören Asthmaanfälle und Atemnot.

Asthma bronchiale

Die Verursacher für Bronchialasthma sind zum Teil allergischer Art, die Anfälle werden durch zahlreiche unverträgliche Stoffe verursacht. In vielen Fällen kommen noch seelisch-nervöse Einflüsse hinzu. Außerdem »lernen« die Patienten im Verlauf der Krankheit nicht selten, unabhängig vom Kontakt mit Allergenen, bei Konflikten, Aufregungen und seelisch-nervösen Belastungen mit Asthmaanfällen zu reagieren. Wetterreize können ebenfalls akute Anfälle provozieren, zum Beispiel Smog mit erhöhtem Schadstoffgehalt der Luft, starker Pollenflug im Frühjahr und Sommer bei trockenem Wetter und Nebel; manchmal genügt schon der Reiz der kalten Luft, um einen Anfall auszulösen. Als weitere wetterabhängige Ursachen kommen wieder Fehlsteuerungen des vegetativen Nervensystems in Frage, die als Reaktion auf verschiedene Wetterreize auftreten und vor allem die Krampfneigung der Bronchialmuskulatur erhöhen.

33

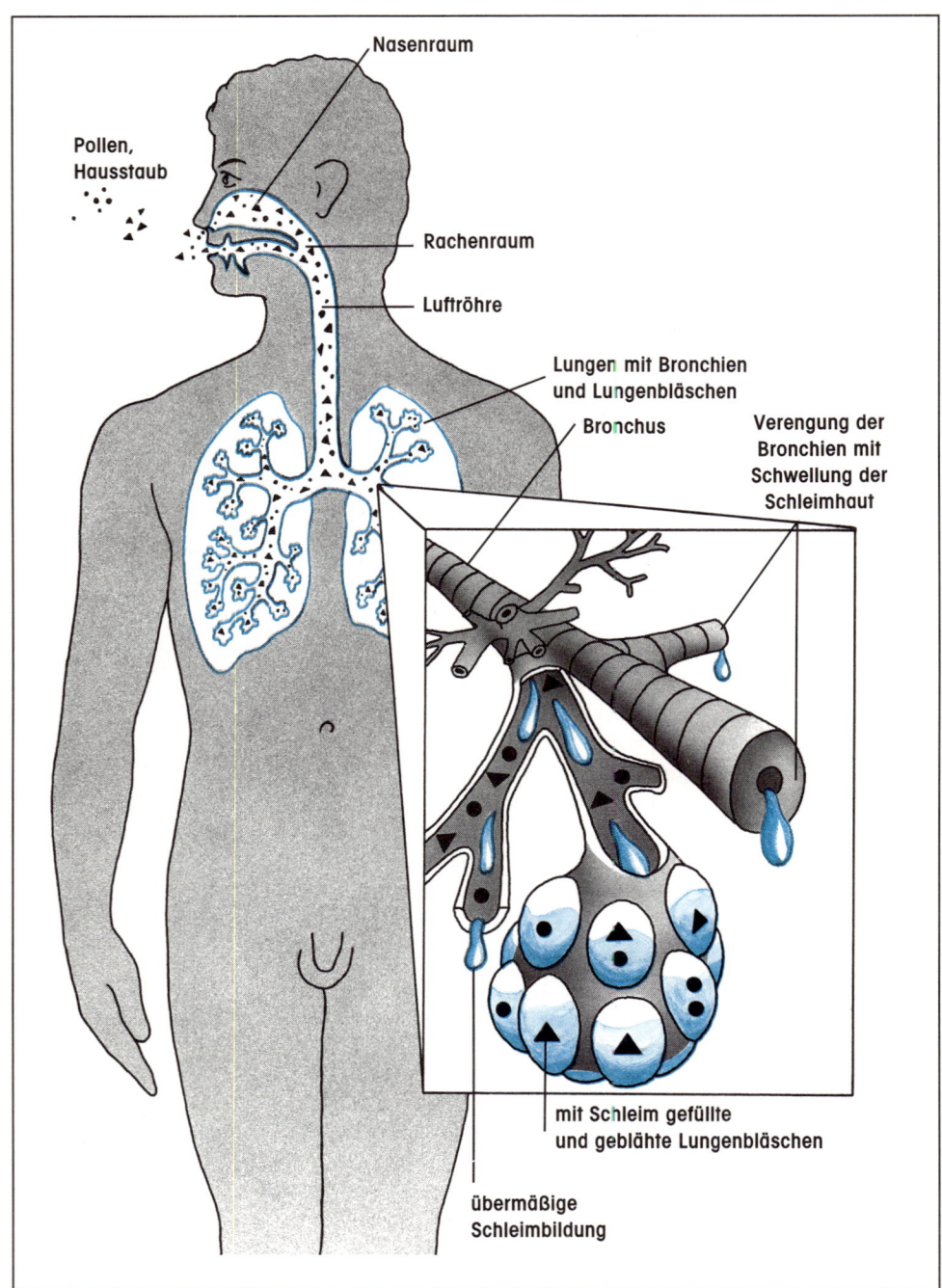

Nasenraum

Pollen,
Hausstaub

Rachenraum

Luftröhre

Lungen mit Bronchien
und Lungenbläschen

Bronchus

Verengung der
Bronchien mit
Schwellung der
Schleimhaut

mit Schleim gefüllte
und geblähte Lungenbläschen

übermäßige
Schleimbildung

Asthma bronchiale

Wenn Allergene, zum Beispiel Pollen oder Hausstaub, in die Lunge eindringen und einen Asthmaanfall auslösen, kommt es durch Schwellung der Schleimhaut, Verkrampfung der Bronchialmuskulatur und übermäßige Schleimbildung zu Atemnot und vorübergehender Lungenblähung

Der akute Asthmaanfall verläuft meist sehr dramatisch. Die Verkrampfung der Bronchien behindert die Atmung stark, hinzu kommt die Schwellung der Bronchialschleimhaut mit Absonderung von zähem Schleim. Die Patienten schnappen krampfhaft nach Luft, können aber kaum noch mehr einatmen, weil vor allem die Ausatmung behindert wird und die Lungen schon überfüllt sind. Wegen des Sauerstoffmangels werden die Glieder bläulich verfärbt und kalt. Gegen Ende des Anfalls und danach wird zäher, glasiger Schleim abgehustet. Dauert ein Anfall sehr lang, droht der Status asthmaticus, der unbehandelt tödlich endet.

Zwischen den akuten Anfällen, die unterschiedlich häufig und schwer auftreten, kann völlige Beschwerdefreiheit bestehen. Viele Asthmatiker leiden dazwischen aber unter chronischer Bronchitis, die durch Wettereinflüsse ebenfalls verschlimmert werden kann.

Als Komplikation droht nach einiger Zeit die chronische, nicht mehr heilbare Aufblähung der Lungenbläschen (Emphysem) mit Husten und Atemnot. Dadurch wird auch das Herz in Mitleidenschaft gezogen. Der Brustkorb ist imposant vorgewölbt und täuscht ein großes Lungenvolumen vor, obwohl tatsächlich ständiger Lufthunger besteht. Auch die Symptome des Emphysems können sich durch Wettereinflüsse zeitweise verschlimmern.

Erkrankungen der oberen Luftwege

Der Zusammenhang zwischen Schnupfen, Kratzen im Hals, Heiserkeit und Husten mit bestimmten Wetterverhältnissen ist allgemein bekannt, denn niemand bleibt ein Leben lang von solchen, meist banalen Krankheiten der oberen Luftwege verschont. Vor allem im Herbst bei naßkalter Witterung erhöht sich die Anfälligkeit dafür, während bei trockenem, kaltem Winterwetter kaum jemand daran erkrankt.

Die unmittelbare Beziehung zwischen naßkaltem Wetter und Erkrankungen der oberen Luftwege ist leicht erklärbar. Die Wetterreize setzen die örtliche Widerstandskraft der Schleimhäute herab, so daß die eindringenden Erreger nicht erfolgreich abgewehrt werden können. Neben dieser unmittelbaren Folge der Wetterverhältnisse spielen aber auch die Funktionsstörungen des vegetativen Nervensystems wieder eine gewisse Rolle, denn die Aktivität der Körperabwehr wird teilweise vom vegetativen Nervensystem beeinflußt. Gerade in der herbstlichen Übergangszeit, wenn die dunklen, trüben Tage auch noch das Seelenleben belasten, wirkt sich der Wettereinfluß besonders deutlich auf das vegetative Nervensystem als Vermittler zwischen Körper und Seele aus und begünstigt Infektionen der Atemwege.

Die Symptomatik hängt davon ab, ob die Entzündung durch die Körperabwehr auf einzelne Abschnitte der oberen Luftwege begrenzt werden kann oder sich über den gesamten Atemwegsbereich ausdehnt. Meist leiden die Betroffenen zunächst unter einem rauhen Hals oder Schnupfen als Zeichen einer Rachen- oder Nasenentzündung, später können Heiserkeit und Husten hinzutreten, wenn die Infektion in Kehlkopf und Bronchien absteigt.

Als weitere Folge von Wettereinflüssen auf die oberen Atemwege tritt bei vielen wetterfühligen Menschen Atemnot auf. Sie kann zwischendurch zu tiefen, seufzenden Atemzügen führen, manchmal ringen die Betroffenen aber ähnlich wie bei Asthma ständig nach Luft. Zur Atemnot kommt es häufig bei Nebel, Smog und schwülheißem Wetter, weil solche Einflüsse die Atmungsorgane belasten. Tritt Atemnot bei anderen Wetterlagen auf, erklärt sie sich meist aus Fehlsteuerungen des vegetativen Nervensystems. Außerdem können seelische Reaktionen auf das Wetter über das vegetative Nervensystem die Atmung behindern.

Entzündliche Erkrankungen

Entzündungen entstehen, wenn Gewebe gereizt oder durch Krankheitserreger infiziert werden. Das Wetter kann solche Erkrankungen zwar nicht verursachen, aber begünstigen und verschlimmern. Dabei spielen neben der Schwächung der Körperabwehr, die zum Teil mit den Funktionsstörungen des vegetativen Nervensystems in Beziehung stehen, vermutlich auch die elektromagnetischen Felder in der Atmosphäre eine Rolle. Untersuchungen deuten jedenfalls darauf hin, daß Veränderungen dieser Felder, die alle Zellen des Körpers durchdringen, die Abwehr zusätzlich schwächen und die Entzündungsbereitschaft erhöhen.

Zu den häufigsten wetterabhängigen Entzündungen gehören Erkältung, Grippe und rheumatische Gelenkentzündungen, außerdem werden Mandel- und Wurmfortsatzentzündungen begünstigt. Aber auch bei anderen entzündlichen Krankheiten können Wetterreize wahrscheinlich beteiligt sein.

Angina tonsillaris

Entzündungen der Gaumenmandeln werden oft auf die leichte Schulter genommen. Das kann, wenn die Krankheitserreger in andere Organe streuen, zu gefährlichen Komplikationen am Herzen, an den Nieren und den Gelenken führen. Deshalb muß auch bei mäßigen Beschwerden stets der Therapeut zugezogen werden. Verursacht wird die Angina meist durch eine Infektion mit Viren, zum Beispiel bei einer einfachen Erkältung, oder seltener durch Bakterien. Die entzündeten Mandeln schwellen an und röten sich, Halsschmerzen und Fieber treten auf, das Allgemeinbefinden wird stärker beeinträchtigt. Heilt eine akute Mandelentzündung nicht völlig aus, weil nicht richtig behandelt wurde, geht die Krankheit ins chronische Stadium über. Dann schwächen sich zwar die Symptome ab, aber die Mandeln werden unheilbar zerstört und wirken als Krankheitsherd, der ständig Erreger in die Blutbahn abgibt. Das erhöht die Gefahr ernster Komplikationen an Herz, Nieren und Gelenken. Außerdem stören chronische Krankheitsherde oft die Funktionen des vegetativen Nervensystems, was zur verstärkten Wetterfühligkeit führen kann, und schwächen die Körperabwehr. Bei nicht mehr heilbaren chronischen Mandelentzündungen kann die chirurgische Entfernung deshalb das kleinere Übel sein. Voreilig sollten die Mandeln jedoch nicht entfernt werden, denn sie sind ein wichtiger Bestandteil des Abwehrsystems.

Erkältungskrankheiten

Bei Erkältungen, die wohl jeder Mensch aus eigener Erfahrung kennt, ist der Zusammenhang mit den Witterungseinflüssen offenkundig. Gehäuft treten sie im Herbst und Winter bei nassem, aber nicht richtig kaltem »Schmuddelwetter« oder bei kühler, feuchter Witterung im Frühjahr und Sommer auf. Grundsätzlich könnte man sagen, daß die Erkältungsgefahr dann am größten ist, wenn das Wetter nicht der Jahreszeit entspricht. Das deutet darauf hin, daß auch biorhythmische Einflüsse eine Rolle spielen.»Innere Uhren« passen die körperlichen und seelischen Funktionen den verschiedenen Jahreszeiten an. Da längst nicht alle Menschen, die den gleichen Wettereinflüssen unterliegen, sich eine Erkältung zuziehen, kann es aber nicht nur am Wetter liegen, wenn man erkrankt. Eine entscheidende Rolle spielt die individuelle Widerstandskraft gegen die Krankheitserreger. Chronischer Streß, Störungen des hormonellen Gleichgewichts, Rauchen, Blutzuckerkrankheit, Störungen im Immunsystem, Mangelernährung und ausgetrocknete Schleimhäute verringern die körperliche Widerstandskraft und begünstigen Infektionen. Dann genügt schon ein kurzer Kontakt mit wenigen

Krankheitserregern, um sich eine Erkältung zuzuziehen. Die oft unnatürliche, ungesunde Lebensführung gilt außerdem als eine Ursache der Wetterfühligkeit. Durch regelmäßige Abhärtung, die hauptsächlich gesunde Vollwertkost, ausreichend Bewegung im Freien, zweckmäßige Bekleidung, nicht zu hohe Raumtemperaturen, Schlafen bei offenem Fenster und kalte oder wechselwarme Kneippsche Wasseranwendungen erfordert, schlägt man also zwei Fliegen mit einer Klappe, weil die Tätigkeit des Abwehrsystems angeregt wird und die Wetterfühligkeit nachläßt.

Erkältungskrankheiten führen zu Halsschmerzen, Heiserkeit, Husten und Schnupfen, mäßigem Fieber, Kopf- und Gliederschmerzen. Das Allgemeinbefinden wird nicht stärker in Mitleidenschaft gezogen, Komplikationen treten nur selten auf. Normalerweise heilt eine Erkältung innerhalb von sieben bis zehn Tagen vollständig aus. Medikamente sind zur Behandlung normalerweise nicht notwendig, es sei denn, das Abwehrsystem ist so stark geschwächt, daß es nicht alleine mit den Krankheitserregern fertig werden kann.

Grippe

Im Gegensatz zur oft ähnlich verlaufenden, aber meist banalen Erkältung muß die echte Grippe immer als ernste Krankheit angesehen werden. Eine sichere Unterscheidung zwischen Erkältung und Grippe ist dem Patienten nicht möglich. An Influenza muß gedacht werden, wenn stärkeres Krankheitsgefühl, Mattigkeit, Fieber bis über 40 Grad Celsius, stärkere Kopf-, Kreuz- und Gliederschmerzen bestehen. Nach dem Verlauf unterscheidet man folgende Formen der Grippe:

⇨ katarrhalische Form mit Husten, Halsschmerzen, Bronchialkatarrh und Schnupfen wie bei einer Erkältung;
⇨ rheumatische Grippe mit starken Muskel-, Gelenk- und Gliederschmerzen und sehr deutlich beeinträchtigtem Allgemeinbefinden;
⇨ Kopfgrippe mit heftigen Kopfschmerzen, Schwindel, Benommenheit und Brechreiz.

Komplikationen treten bei Grippe häufig auf, vor allem bei alten, geschwächten und kränkelnden Menschen. Schlimmstenfalls enden sie tödlich, zum Beispiel durch Herzversagen. Aber auch bei komplikationslosem Verlauf kann die Grippe noch wochenlang allgemeine Schwäche, Nervosität, depressive Verstimmungen, Schwindel, Blutunterdruck, Herz- und Darmbeschwerden hinterlassen. Während dieser Zeit kann sich auch verstärkte Wetterfühligkeit einstellen.

Für den Zusammenhang zwischen Grippe und Wettereinflüssen gilt, was bei Erkältungskrankheiten schon ausgeführt wurde. Menschen mit erhöhtem Erkrankungsrisiko kann eine vorbeugende jährliche Grippeschutzimpfung empfohlen werden. Sie verhindert aber nur die echte Grippe, nicht Erkältungskrankheiten.

Appendizitis

Umgangssprachlich nennt man diese Krankheit meist Blinddarmentzündung. Das trifft aber nicht zu, denn nicht der Blinddarm, sondern der daran hängende Wurmfortsatz entzündet sich.

Gehäuft tritt die Appendizitis in den ersten drei Lebensjahrzehnten auf. Als Ursachen vermutet man eine Verlegung des Wurmfortsatzes durch verhärteten Kot (Kotsteine) oder in den Darm gelangte Fremdkörper. Da Kotverhärtungen insbesondere bei Darmträgheit entstehen, begünstigt der Ballaststoffmangel der üblichen Kost die Entzündung. Im verlegten Wurmfortsatz staut sich Sekret, der Druck erhöht sich, die Durchblutung vermindert sich, die Wand wird geschädigt und schließlich kommt es zur Entzündung.

Noch ungeklärt ist bislang, weshalb Wurmfortsatzentzündungen durch bestimmte Wettereinflüsse begünstigt werden. Es steht aber außer Zweifel, daß die Krankheit vor allem beim Aufgleiten subtropischer Luft, bei Warmfronten und aufsteigender oder absinkender Kaltluftbewegung gehäuft auftritt. Vermutlich muß aber bereits eine Reizung des Blinddarms bestehen, die durch solche Wettervorgänge in die akute Entzündung übergeht.

Die Appendizitis beginnt in typischen Fällen mit Übelkeit, Aufstoßen, Verstopfung und Schmerzen in der Magengegend. Später sind die anfangs oft wellenartigen, dann gleichmäßigen Schmerzen im rechten Unterbauch lokalisiert. Hinzu kommen ansteigendes Fieber, Erbrechen und Pulsbeschleunigung. Wenn nicht rasch behandelt wird, droht ein Durchbruch des Wurmfortsatzes in die Bauchhöhle. Dann lassen zwar die Schmerzen vorübergehend nach, aber es entwickelt sich rasch eine akut lebensgefährliche Bauchfellentzündung.

Im allgemeinen muß der entzündete Wurmfortsatz operativ entfernt werden. Eine medikamentöse Behandlung hilft nicht zuverlässig genug und kommt deshalb nur ausnahmsweise dann in Betracht, wenn die Operation nicht möglich ist.

Entzündlicher Rheumatismus

Patienten mit rheumatischen Gelenkentzündungen gehören zu den zuverlässigsten »Wetterpropheten«. Sie spüren viele Wetteränderungen oft schon ein bis zwei Tage vorher an verstärkten Gelenkschmerzen. Vermutlich erklärt sich das durch die Einwirkung feuchter Kälte und elektromagnetische Veränderungen, die auf jede Zelle des Körpers wirken und die Entzündungsbereitschaft erhöhen. Einige Beobachtungen deuten darauf hin, daß auch Biorhythmen, die durch Wetterreize gestört werden, daran beteiligt sind. Schließlich darf man die wetterabhängigen vegetativen

Funktionsstörungen nicht vergessen, die ebenfalls zu stärkeren Schmerzen beitragen können.

Die rheumatische Gelenkerkrankung verläuft schleichend oder schubweise und betrifft Frauen häufiger als Männer. Meist beginnt sie zwischen dem dritten und fünften Lebensjahrzehnt. Anfangs treten nur unklare Allgemeinsymptome auf, wie Abgeschlagenheit, leicht erhöhte Körpertemperatur, Appetitmangel, Gewichtsabnahme, vermehrtes Schwitzen, Kälte- und Schwellungsgefühl in den Fingern und Händen, oft auch leichter Muskelschwund. Diese Vorwarnzeichen können jahrelang bestehen und bereits durch Wetterreize verstärkt werden. Später kommt es dann zu Schmerzen und Schwellungen vor allem der kleinen Gelenke, Gefühl der Gelenkversteifung besonders morgens und bläuliche Verfärbung der Haut über den betroffenen Gelenken. Auch diese Beschwerden werden durch Wettereinflüsse verstärkt. Im Spätstadium können schwerste Verkrüppelungen mit gebrauchsunfähigen Gelenken auftreten.

Auch andere Gelenkkrankheiten sprechen oft auf das Wetter an. Besonders bei Abnutzung der Gelenke (Arthrose) kündigen sich Wetteränderungen häufig ein bis zwei Tage vorher durch verstärkte Gelenkschmerzen und -schwellungen an. Hauptsächlich beobachtet man diese wetterabhängigen Beschwerden bei nasser, kühler Witterung.

Bei Patienten, die unter Bandscheibenschäden oder Abnutzung der kleinen Wirbelgelenke leiden, tritt ebenfalls oft eine wetterabhängige Verschlimmerung der Symptomatik auf. Dabei kann es auch zu verstärkten Störungen der Tätigkeit des vegetativen Nervensystems kommen, was wiederum die Wetterfühligkeit begünstigt. Besonders bei Schäden im Bereich der Halswirbelsäule sind Disharmonien im vegetativen Nervensystem mit Wetterfühligkeit häufig.

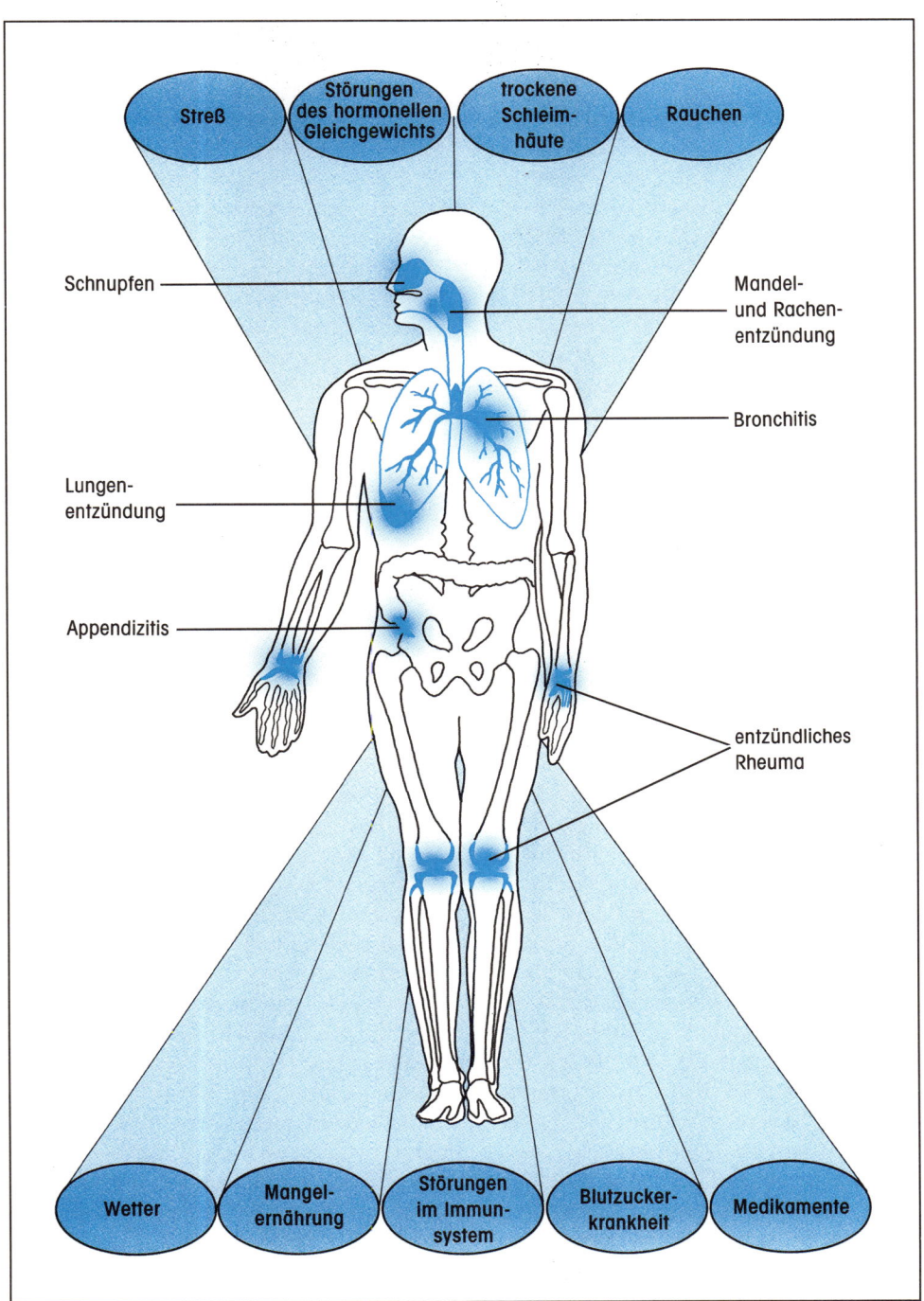

Entzündliche Erkrankungen
Die Entstehung und der Verlauf von entzündlichen Erkrankungen wird durch das Wetter sowie
Faktoren, die die Abwehrkraft des Körpers vermindern, beeinflußt

Erkrankungen des spastischen Formenkreises

Krampfzustände treten bei wetterfühligen Menschen relativ häufig auf. Dazu kommt es vor allem durch den Wettereinfluß auf das vegetative Nervensystem, dessen Harmonie tiefgreifend gestört werden kann. Teils führt die erhöhte Krampfbereitschaft zu mehr oder minder schmerzhaften Verspannungen der Skelettmuskulatur, beispielsweise der Nacken-Schulter- und Wadenmuskeln, oft kommt es auch zu Koliken innerer Organe.

Eine allgemeine Zunahme der Krampfbereitschaft tritt häufig beim Durchzug von Warm- und Kaltfronten auf, Koliken beobachtet man bevorzugt bei Kaltfronten und hochreichender Labilität.

Nierenkoliken

Die Nierenkolik führt zu den stärksten Schmerzen, die ein Mensch erleiden muß. Oft entsteht sie durch einen im Harnleiter eingeklemmten Nierenstein. Die Harnleitermuskulatur versucht krampfhaft, dieses Hindernis auszutreiben. Bei kleinen Steinen kann das gelingen; sie gelangen dann in die Blase und bleiben darin liegen oder werden auf natürlichem Weg über die Harnröhre ausgeschieden, größere Steine können die Harnleiter aber nicht passieren. Die Nierensteinkolik beginnt meist plötzlich mit heftigen Schmerzen in den Lendengegend. Sie strahlen in den Bauch, gelegentlich auch in die Schulter aus. Es entsteht dauernder schmerzhafter Harndrang, die Harnausscheidung ist aber vermindert oder unmöglich, weil der eingeklemmte Stein den Harnabfluß behindert. Oft kommt noch Erbrechen hinzu, wenn die Kolik auf andere Bauchorgane übergreift.

Andere Ursachen von Nierenkoliken sind zum Beispiel Nieren- und Nierenbeckenentzündungen, Nieren-, Harnleitertumoren, Verengung der Harnleiter durch Druck von außen oder Abknickung bei Wandernieren. In diesen Fällen besteht aber keine so deutliche Beziehung zum Wetter wie bei Nierensteinkoliken. Schließlich können Nierenkoliken unabhängig von Nierenleiden durch Reizung von Nerven entstehen. Neben Erkrankungen im Brust- und Bauchraum spielt bei Wetterfühligen vor allem die wetterabhängige Reizung des sympathischen Anteils des vegetativen Nervensystems eine Rolle. Da die Kolikschmerzen so heftig sind, daß einfache Hausmittel (zum Beispiel warme Sitzbäder bis über die Nierengegend) und Schmerztabletten den Anfall nicht unterbrechen können, wird wohl immer der Arzt gerufen.

Gallenkoliken

Auch die sehr schmerzhafte Gallenkolik wird oft durch einen Stein ausgelöst, der aus der Gallenblase in die Gallenwege gelangt und darin steckenbleibt. Die Schmerzen beginnen plötzlich im rechten Oberbauch und strahlen in die rechte Schulter, zum Teil bis in den rechten Arm aus. Hinzu kommen Übelkeit und Erbrechen, Druckempfindlichkeit unterhalb des rechten Rippenbogens und örtliche Abwehrspannung der Bauchdecke beim Betasten. Die Gallenblase kann vergrößert tastbar sein, oft ist auch die Leber angeschwollen.

Neben Gallensteinen führen auch chronische Entzündungen der Gallenblase, Tumoren und Fehlfunktionen der Gallenwege zu Koliken. Bei letzteren besteht häufig ein erhöhter Spannungszustand des parasympathischen Anteils des vegetativen Nervensystems, der sich aus seelischen und körperlichen Belastungen erklären kann. Oft besteht auch ein Zusammenhang mit Wettereinflüssen. Die vegetativen Funktionsstörungen begünstigen ihrerseits die Wetterfühligkeit.

Bei Gallenkoliken besteht die Gefahr, daß die Leberzellen geschädigt werden. Deshalb sollte eine notwendige Operation, bei der die Gallenblase entfernt wird, nicht aufgeschoben werden. Wegen der heftigen Schmerzen erfordern akute Koliken rasche ärztliche Hilfe.

Aus noch nicht genau geklärten Ursachen leiden Frauen (besonders dicke und jene, die mehrere Kinder geboren haben) ungleich häufiger als Männer unter Entzündungen und Steinen in der Gallenblase.

Störungen der Blutgerinnung

Der lebenswichtige Vorgang der Blutgerinnung, der dem vorläufigen Verschluß von Verletzungen dient, läuft in mehreren Phasen ab. Der komplizierte Prozeß ist noch nicht vollständig geklärt. Eine entscheidende Rolle spielen dabei die bisher bekannten 14 Gerinnungsfaktoren. Nach den Erkenntnissen der Chronobiologie sind außerdem »innere Uhren« (Biorhythmen) daran beteiligt, welche die Blutgerinnungswerte im Tagesverlauf und wahrscheinlich auch im jahreszeitlichen Rhythmus verändern.

Störungen der Blutgerinnung treten bei verschiedenen Wettereinflüssen gehäuft auf. Abnorme Blutungen als Zeichen der Gerinnungsschwäche kommen bevorzugt bei bestimmten Warmluftbewegungen, Thrombosen auch bei gemischten Wetterlagen mit subtropischem Aufgleiten, Embolien zusätzlich bei Kaltfronten vor.

Thrombose

Wenn die Gerinnungsfähigkeit des Blutes abnorm zunimmt, kann es zu Blutgerinnseln kommen. Sie treten vorwiegend in den Venen auf und können die Gefäßlichtung teilweise oder vollständig verschließen. Allein durch Wetterreize entstehen solche Thrombosen aber nicht. Im allgemeinen muß der Blutstrom in den Venen verlangsamt sein, damit sich Gerinnsel bilden und ablagern können. Das ist vor

allem bei Krampfadern der Fall, in denen das Blut sich staut; aber auch Bewegungsmangel (zum Beispiel bei Krankheiten und nach Operationen) kann den Blutstrom bedenklich verlangsamen. Oft bestehen Entzündungen der Gefäßinnenwand, an denen es besonders leicht zur Bildung von Blutgerinnseln kommt. Solche Venenentzündungen betreffen häufig Krampfadern. Die Wettereinflüsse sind also Auslöser einer Thrombose, nicht ihre Ursachen. Als Symptome treten Druckempfindlichkeit und Schmerzen der betroffenen Vene auf. Die Körpertemperatur erhöht sich, das Allgemeinbefinden kann stärker beeinträchtigt werden.

Während Thrombosen oberflächlicher Venen zwar schmerzhaft, aber oft relativ ungefährlich sind, droht bei denen tieferer Venen unter Umständen eine lebensgefährliche Embolie, daß heißt, ein Blutgerinnsel kann mit dem Blutstrom in ein anderes Organ, zum Beispiel die Lunge, verschleppt werden und dort zu einem Gefäßverschluß führen. Da der Patient selbst nicht zuverlässig genug zwischen den beiden Formen unterscheiden kann, muß stets rasch der Arzt zugezogen werden. Bis zur Untersuchung hält man das betroffene Körperteil ruhig. Bei oberflächlichen Thrombosen wird meist bald mit der Bewegungstherapie begonnen, bei Thrombosen tiefer Venen ist Bewegung strikt verboten, weil sie eine Embolie begünstigt.

Embolie

Als Embolie bezeichnet man die plötzliche Verlegung eines Blutgefäßes. Das nachfolgende Gewebe wird dadurch von der Blutversorgung abgeschnitten und stirbt bald ab, wenn nicht sofort behandelt wird. Oft hilft nur ein chirurgischer Eingriff, bei dem der Blutpfropf entfernt wird.

Embolien treten häufig als Komplikation von Thrombosen auf, wenn das Blutgerinnsel von der Gefäßwand abgerissen wird und mit dem Blutstrom durch die Gefäße schwimmt, bis es irgendwo in einem kleinen Gefäß steckenbleibt. Seltener erzeugen Luftblasen oder Fremdkörper, die zum Beispiel bei Verletzungen, Infusionen oder Operationen in die Blutbahn gelangen, Bakterien, Fett- oder Krebszellen eine Embolie.

Die Symptome hängen vom Sitz des Gefäßverschlusses ab. Bei den besonders häufigen Lungenembolien kommt es zu Atemnot und Husten mit blutigem Auswurf. Embolien der Glieder führen zu Schmerzen, Blässe und Kältegefühl, Embolien im Bauchraum zu starken Koliken. Besonders gefürchtet sind die Embolien der Herzkranz- und Hirnarterien, die mit einem Herzschlag oder Schlaganfall tödlich enden können.

Verstärkte Blutungsbereitschaft

Während die Blutgerinnung bei Thrombosen krankhaft verstärkt ist, deutet die abnorme Blutungsneigung auf eine Gerinnungsschwäche hin. Dabei ist die Gerinnungszeit, die normalerweise nur wenige Minuten beträgt, deutlich verlängert, es dauert also länger, bis eine Blutung zum Stillstand kommt.

Bei kleineren Verletzungen besteht auch bei Gerinnungsschwäche meist keine Gefahr, weil die Blutverluste gering bleiben. Bei einer größeren Wunde kann es aber zu erheblichem Blutverlust mit lebensbedrohlichem Schock oder Verbluten kommen. Auch bei Operationen erhöht die Gerinnungsschwäche das Risiko selbst bei kleineren Eingriffen. Danach kommt es häufiger zu Nachblutungen aus der Operationswunde. Das ist einer der Gründe, weshalb ein Teil der chirurgischen Kliniken mit meteorologischen Instituten zusammenarbeitet und bei riskanten Wetterverhältnissen alle Operationen, die nicht unbedingt rasch durchgeführt werden müssen, auf einen günstigeren Zeitpunkt verschiebt.

Gefährlich kann die Gerinnungsschwäche auch bei Krankheiten mit inneren Blutungen werden, zum Beispiel bei Magengeschwüren und manchen Lungenleiden. Dann drohen stärkere Blutverluste, die oftmals erst bemerkt werden, wenn Schockzeichen auftreten. Bei ungewöhnlich lange blutenden Verletzungen darf man sich aber nicht mit Wettereinflüssen als Ursache abfinden. Die Gerinnungsschwäche entsteht durch verschiedene Krankheiten, unter anderem bei Leberleiden. Eine baldige Untersuchung ist ratsam, damit Erkrankungen frühzeitig behandelt werden können.

Neurologische Erkrankungen

Wie schon mehrfach gesagt, nimmt das vegetative Nervensystem auf eine noch nicht genau geklärte Weise als eine Art Antenne die Wetterreize auf. Dadurch verändern sich seine Funktionen, es kommt zur Disharmonie im Zusammenspiel des sympathischen und parasympathischen Anteils des vegetativen Nervensystems. Dies trägt maßgeblich mit zu den Symptomen der Wetterfühligkeit bei. Da das Nervensystem auf Wetterreize also besonders empfindlich reagiert, liegt es auf der Hand, daß Wetterfühligkeit zu verschiedenen neurologischen Symptomen führen kann. Im Vordergrund stehen dabei Kopfschmerzen und Migräneanfälle.

Kopfschmerzen

Wetterbedingte Kopfschmerzen gehen von den Hirnblutgefäßen aus. Durch Fehlsteuerungen des vegetativen Nervensystems verkrampfen sie sich oder erschlaffen übermäßig. Beides wird schmerzhaft wahrgenommen und kann auch noch von Schwindelgefühl begleitet werden. Der typische Wetterkopfschmerz macht sich durch den »Brummschädel« bemerkbar, kann also nicht genau lokalisiert werden. Zum Teil äußert er sich auch als Kopfdruck, den manche Patienten so erleben, als würde ihnen ein Reifen um den Kopf gespannt. Die Schmerzen bleiben oft erträglich und erfordern keine Arzneimittel, manche Wetterfühlige leiden aber so stark darunter, daß sie ohne Schmerzmittel nicht auskommen.

Wenn der Kopfschmerz mehr in der vorderen Schädelregion lokalisiert ist, kann das auf Bluthochdruck, Augen- oder Stirnhöhlenerkrankungen hinweisen, die sich durch Wetterreize verschlimmern. Auch bei Schmerzen im Hinterkopf besteht möglicherweise hoher Blutdruck, der durch Wetterreize weiter erhöht wird. Strahlen die Schmerzen vom hinteren Schädel bis in den Nacken aus, kann eine Nervenreizung im Bereich der Halswirbelsäule vorliegen, vor allem bei Bandscheibenschäden oder Abnutzung der kleinen Wirbelgelenke. Solche Schäden führen anfangs oft nur bei ungünstigen Wetterverhältnissen zu Beschwerden. Typisch ist meist, daß Schädelbewegungen die Kopfschmerzen verschlimmern.

Ob der Kopfschmerz »nur« als »Befindlichkeitsstörung« anzusehen ist oder ob ihm Krankheitswert zukommt, kann je nach Einzelfall nur der Fachmann beurteilen. Er sollte bald aufgesucht werden, denn die Selbsthilfe durch schmerzlindernde Medikamente ist wegen drohender Nebenwirkungen (Leber-, Nieren-, Blutschäden) riskant.

Migräne

Die Ursachen der Migräne kennt man heute noch nicht sicher. Diskutiert werden Erbanlagen und gestörte Regulation der Hirngefäße, die erschlaffen oder sich verkrampfen können. Außerdem scheinen im Einzelfall hormonelle Einflüsse, seelische Belastungen und allergische Reaktionen eine Rolle zu spielen. Bei der »Migraine cervicale« bestehen unfallbedingte Veränderungen an der Halswirbelsäule.

Den Zusammenhang zwischen Migräneanfällen und Wetterreizen können viele der Betroffenen aus eigener Erfahrung bestätigen. Besonders oft kommt es dazu beim Aufgleiten subtropischer Warmluft, außerdem beim Absinken oder Abgleiten warmer Luftmassen und bei Kaltfronten. Die Wirkung des Wetters kommt hauptsächlich durch vegetative Funktionsstörungen und damit verbundene hormonelle Veränderungen (vor allem der hormonellen Botenstoffe im Gehirn) zustande.

Der akute Migräneanfall kündigt sich meist mit unklarer Müdigkeit, Gereiztheit oder euphorischer Stimmung und Flimmern vor den Augen an. Dann kommt es zum heftigen Schmerz, der meist einseitig in der Stirn-, Schläfen- und Augenregion auftritt und Stunden bis Tage dauert. Während des Anfalls kann der Schmerz zur anderen Schädelhälfte wechseln oder beidseitig auftreten. Die Schmerzen werden von Übelkeit, Erbrechen, Blässe oder Rötung des Gesichts und Überempfindlichkeit gegen Licht und Geräusche begleitet. Bei der »Migraine cervicale« verschlimmern Kopfbewegungen die Schmerzen, zum Teil können sie den Anfall sogar provozieren.

Die heftigen Migräneschmerzen müssen meist durch spezielle, vom Arzt verordnete Arzneimittel behandelt werden. Bei rechtzeitiger Einnahme, sobald sich die ersten Anzeichen bemerkbar machen, können sie den Anfall oft verhindern oder wenigstens mildern und verkürzen. Da bei längerem Gebrauch aber erhebliche Nebenwirkungen drohen, sind die Migränemittel nicht unbedenklich. Deshalb muß versucht werden, die Ursachen der Migräne zu beseitigen, was aber nicht immer gelingt. Zur Therapie gehört auch die Herabsetzung der Wetterfühligkeit, damit die Anfälle seltener auftreten.

Nerven- und Phantomschmerzen

Nervenschmerzen werden durch unterschiedliche Wettereinflüsse ausgelöst oder verstärkt, entstehen aber nicht allein durch die Wetterreize. Wahrscheinlich müssen die betroffenen Nerven auf andere Weise vorgeschädigt sein, ehe sich die wetterbedingten Funktionsstörungen schmerzhaft auswirken. Allerdings lassen sich die Ursachen teilweise nicht sicher nachweisen. Eine Rolle spielen unter anderem Nervenreizungen durch Druck von außen, rheumatische Erkrankungen, Vergiftungen, zum Beispiel durch Blei oder Alkoholmißbrauch, Blutarmut, Vitamin-B-Mangelzustände, chronische Infektionsherde, Gürtelrose, Nervenentzündungen oder hormonelle Umstellungen, vor allem in den Wechseljahren.

Die Schmerzen werden als bohrend, ziehend, stechend, gleichbleibend oder an- und abschwellend empfunden und können sehr quälend sein. Häufig betreffen sie den Trigeminusnerv im Gesicht, Nerven zwischen den Rippen oder den Ischiasnerv. Noch rätselhafter als unklare Nervenschmerzen sind die Phantomschmerzen, die hauptsächlich mit Warm- und Kaltfronten in Beziehung stehen. Sie treten in Amputationsstümpfen, aber auch scheinbar in dem amputierten Glied auf. Seelische Ursachen spielen dabei sicher eine Rolle, aber man darf diese Schmerzen nicht einfach als Einbildung bezeichnen. Es scheint, daß sie teilweise durch Veränderungen der Nervenenden am Amputationsstumpf verursacht werden, ohne daß man dies schon genauer erklären könnte. Die teils heftigen Schmerzen sprechen auf die Behandlung oft nur ungenügend an. Bei allen Schmerzen, die von den Nerven ausgehen, darf man sich nie mit der Einnahme von Schmerztabletten begnügen. Diese beseitigen die Ursache nicht und können zu erheblichen Nebenwirkungen führen. Nur wenn es gelingt, die Ursache festzustellen und gezielt zu behandeln, erreicht man eine Heilung. Anderenfalls müssen nicht-medikamentöse Methoden der Schmerzkontrolle eingesetzt werden, zum Beispiel elektromedizinische Geräte und verschiedene Psychotechniken.

Schlaganfall

Die Zahl der Schlaganfälle nimmt vor allem bei Kaltfronten und kalten Luftmassen mit hochreichender Labilität zu, weniger ausgeprägt bei Warmfronten und beim Aufgleiten subtropischer Warmluftmassen. Das erklärt sich wahrscheinlich aus dem Einfluß, den solche Wetterverhältnisse vor allem auf die Blutgerinnung und den Blutdruck nehmen. Meist handelt es sich um Patienten, die schon längere Zeit gefährdet waren, weil sie unter Bluthochdruck, Arterienverkalkung und anderen Störungen des Herz-Kreislauf-Systems litten. Diese werden durch die Wetterreize häufig akut verschlimmert.

Zum Schlaganfall kommt es, wenn eine Hirnarterie plötzlich durch ein Blutgerinnsel verschlossen wird (Embolie) oder durch Verkalkung so brüchig und starr geworden ist, daß sie reißt und eine Blutung ins Gehirn erfolgt. Die Symptome hängen vom Sitz der Schädigung im Gehirn ab. Manche Schlaganfälle bleiben weitgehend unbemerkt, oft kommt es aber zu unterschiedlich starken Störungen des Bewußtseins, die Arme und/oder Beine einer Körperhälfte werden gelähmt und das Sprechvermögen ist behindert. Nicht selten endet ein Schlaganfall auch sofort oder in der ersten Zeit danach tödlich. Die Heilungschancen richten sich ebenfalls nach dem Sitz der Hirnschädigung. Zum Teil bilden sich die Folgen weitgehend zurück, weil andere Hirnareale für die geschädigten einspringen, teils bleiben aber auch unterschiedlich schwere Behinderungen zurück; nicht wenige der Betroffenen benötigen ständige Pflege.

Epilepsie

Epileptische Anfälle häufen sich und verlaufen oft schwerer, wenn bestimmte Wetterlagen die Krampfbereitschaft erhöhen. Das beobachtet man vor allem bei Kaltfronten, nicht ganz so deutlich auch bei kalten Luftmassen mit hochreichender Labilität. Erklären kann man diesen Zusammenhang zunächst aus der Reaktion des Nervensystems auf die Wetterreize. Hinzu kommen wahrscheinlich noch elektroklimatische Einflüsse.

Die Epilepsie (Fallsucht) kommt relativ häufig vor, von 200 Menschen leidet durchschnittlich einer darunter. Zum akuten Anfall führt ein erhöhter Erregungszustand eines begrenzten Gehirnabschnitts, der sich allmählich auf größere Gehirnteile ausbreitet. Manche Epileptiker erleiden während ihres ganzen Lebens nur wenige Anfälle, bei anderen können sie mehrmals am Tag auftreten. Zwischen den epileptischen Anfällen bestehen keine nennenswerten Beschwerden.

Nach den Ursachen unterscheidet man zwei große Gruppen. Bei der idiopathischen Epilepsie, die hauptsächlich in der Kindheit, Pubertät, Schwangerschaft oder während der Wechseljahre beginnt, lassen sich die Ursachen nicht nachweisen, während die symptomatische Epilepsie als Folge einer anderen Krankheit auftritt, zum Beispiel nach Schädel-Hirn-Verletzungen, bei Durchblutungsstörungen des Gehirns, Hirntumoren, akuten Infektionskrankheiten oder Vergiftungen.

Auch nach dem Verlauf der Epilepsie unterscheidet man zwei große Gruppen. Die generalisierten Anfälle betreffen keine bestimmten, umschriebenen Körperregionen. In leichten Fällen kommt es nur zu kurzen Trübungen des Bewußtseins. Der große generalisierte Krampfanfall beginnt mit Unruhe, Reizbarkeit und Wahrnehmungsstörungen (Aura) als Vorstadium. Dann geht das Bewußtsein verloren, und heftige Muskelzuckungen treten am ganzen Körper auf. Ihnen folgt die Erschlaffung mit tiefer Bewußtlosigkeit, aus der die Patienten nach einiger Zeit von selbst wieder erwachen. Lokale Epilepsieanfälle führen zu Muskelzuckungen und -krämpfen in umschriebenen kleineren Körperbezirken, die Lokalisation hängt vor allem davon ab, welche Hirnareale betroffen sind. Das Bewußtsein bleibt bei den kleinen Anfällen erhalten.

Epilepsie muß stets fachärztlich behandelt werden. Dazu gibt es heute gut wirksame Arzneimittel, die auch die wetterbedingte Häufung der Anfälle eindämmen können.

Psychische Erkrankungen

Seelische Störungen sind heute in allen westlichen Industrienationen weit verbreitet. Die Zahl der körperlichen Beschwerden und Krankheiten – angefangen bei der banalen Erkältung bis zum Krebs –, die mit seelischen Einflüssen in Zusammenhang stehen, wird auf 40 bis 75 Prozent aller Gesundheitsstörungen geschätzt. Manche Fachleute gehen sogar davon aus, daß sogar die Mehrzahl der Gesamtbevölkerung nicht mehr als seelisch gesund gelten kann.

Diese Misere läßt sich auf verschiedene Faktoren zurückführen, die größtenteils mit den veränderten Lebensbedingungen in den westlichen Industriegesellschaften in Beziehung stehen. Wachsender Konkurrenz-, Leistungs- und Konsumdruck in Beruf und Privatleben, Wandel von Wertvorstellungen, zunehmende Vereinsamung, Angst vor der Zukunft und nicht zuletzt das veränderte Rollenbild von Mann und Frau spielen dabei eine wesentliche Rolle. Alle diese Lebensumstände bedeuten chronischen Streß, der über das vegetative Nervensystem den ganzen Organismus in Mitleidenschaft zieht. Dadurch entstehen jene Schwachstellen, die Wetterfühligkeit erst zulassen.

Speziell Faust befaßte sich (1977, 1985) mit dem Einfluß der Wettervorgänge auf das Seelenleben. Aufgrund seiner Beobachtungen und Untersuchungen wies er unter anderem nach, daß etwa jeder zweite Neurotiker, Depressive, Drogenabhängige und Alkoholiker sowie jeder dritte Schizophrene subjektiv unter dem Wetter leidet. Im Vordergrund der witterungsbedingten seelisch-nervösen Störungen stehen Angstzustände, Schwermut, Schlafstörungen, Nervosität, nervöses Schwitzen, Abgespanntheit, Kopfschmerzen, Vergeßlichkeit, Appetitmangel und allgemeines Unwohlsein. Ferner können Sinnestäuschungen, Katastrophenträume, depressive Phasen mit Schuld- und Unfähigkeitsgefühlen, Aggressionen gegen sich selbst und gegen andere auftreten. Diese Reaktionen erreichen ihr Maximum im Frühjahr, gefolgt vom Herbst. In diese beiden Jahreszeiten fallen auch die meisten Selbsttötungsversuche. Die Häufung seelischer Reaktionen in den Übergangszeiten hängt damit zusammen, daß im Frühjahr und Herbst die stärksten Schwankungen im Wetterablauf zu verzeichnen sind. Sommer und Winter begegnen sich in diesen Zeiten mit all ihren Attributen und Extremen, denen sich seelisch labile Menschen schwer oder nicht anpassen können.

Zum Teil lassen sich die psychischen Symptome aus dem Einfluß des Wetters auf das vegetative Nervensystem, das die Verbindung zwischen Körper und Seele herstellt, und den damit zusammenhängenden hormonellen Veränderungen ableiten. Insbesondere die Botenstoffe (Neurotransmitter) im Gehirn scheinen durch die Wetterreize gestört zu werden und maßgeblich mit zu den seelischen Symptomen beizutragen. Recht gut geklärt ist zum Beispiel der Zusammenhang zwischen dem Neurotransmitter Serotonin und Depressionen oder Schlafstörungen. Außerdem spielt der Einfluß des Wetters auf die »inneren Uhren« eine Rolle, denn auch das Seelenleben unterliegt Biorhythmen, die durch das Wetter gestört werden. Nicht zuletzt kann auch noch die Wahrnehmung der Wetterverhältnisse durch die Sinnesorgane mit zu den seelischen Reaktionen beitragen. Wohl jeder hat schon erlebt, daß er sich bei sonnigem Wetter in gehobener Stimmung befindet, während trübes, regnerisches Wetter die Stimmungslage drückt. Eine klare Unterscheidung zwischen den Folgen der bewußten Wetterwahrnehmung und den unbemerkt einwirkenden Wetterreizen läßt sich aber nicht treffen.

Neurosen

Als Neurose bezeichnet man eine Form der abnormen Reaktion auf seelisch belastende Erlebnisse, zum Beispiel Enttäuschungen und ungelöste Konflikte. Sie werden nicht richtig bewältigt und führen zur neurotischen Entwicklung mit seelischen Störungen, insbesondere auch zur Verselbständigung von Komplexen. Die widersprüchlichen neurotischen Reaktionen erzeugen einen erheblichen seelischen Leidensdruck.

Die Wurzeln einer Neurose reichen häufig bis in die früheste Kindheit zurück. Durch die Verdrängung der Ursachen aus dem Bewußtsein werden sie scheinbar vergessen, wirken aber dennoch aus dem Unbewußten fort. Darin unterscheiden sich Neurosen von den vorübergehenden abnormen Erlebnisreaktionen auf aktuelle Erfahrungen. Die Aufgabe der Therapie besteht deshalb hauptsächlich darin, die Ursache der Neurose wieder bewußt zu machen, damit das Problem nachträglich verarbeitet werden kann.

Die wichtigsten Formen der Neurose sind Angstneurosen und depressive Neurosen, bei denen Ängste oder Depressionen im Vordergrund der Symptomatik stehen, und die Konversionsneurosen, bei denen das seelische Leiden in körperliche Beschwerden umgewandelt wird, welche die seelischen Störungen überdecken. Außerdem unterscheidet man noch Charakterneurosen, die den Kern der Persönlichkeit betreffen, Randneurosen nach Fehlreaktionen auf einen Schock (zum Beispiel Unfall) und Schichtneurosen, die nur eine Schicht des Seelenlebens in Mitleidenschaft ziehen und meist durch verdrängte Gefühle und Konflikte entstehen. Schließlich ist noch die seltenere Zwangsneurose zu nennen, die durch zwanghaft wiederkehrende Gedanken und Vorstellungen oder wiederholte sinnlose Handlungen gekennzeichnet ist.

Die vielfältigen körperlichen, seelischen und sozialen Störungen, die bei Neurosen auftreten, können durch den Einfluß des Wetters akut verschlimmert werden. Vor allem bei Warmfronten, beim Aufgleiten subtropischer Warmluft und bei gemischten Luftmassen drohen solche Reaktionen. Gut jeder zweite Neurotiker muß als wetterfühlig bezeichnet werden. Natürlich genügt es nicht, nur die Wetterfühligkeit zu behandeln. Vielmehr muß die Neurose selbst gezielt durch Psychotherapie beseitigt werden, dann läßt auch die Wetterfühligkeit nach. Psychopharmaka, die bei neurotischen Störungen häufig verordnet werden, können im Einzelfall vorübergehend nützlich sein, die Ursachen beseitigen sie aber nicht. Das setzt stets die Arbeit an der eigenen Persönlichkeit unter fachlicher Anleitung voraus.

Angstzustände

Angst begleitet den Menschen von der Wiege bis zur Bahre. Vielleicht läßt sie sich, wie einige Psychologen und Philosophen meinen, letztlich auf die Angst vor dem Tod zurückführen, dessen sich der Mensch als einziges irdisches Lebewesen bewußt ist. Sie kann aber auch nützlich sein, indem sie vor Gefahren und Risiken warnt.

Seelisch stabile Menschen können mit dieser natürlichen Grundangst leben, ohne daß ihre Lebensfreude dadurch zerstört wird. Das setzt aber voraus, daß man nicht versucht, die Angst zu verdrängen, sondern sie bewußt annimmt und verarbeitet. Anderenfalls kann sie erhebliche seelische und körperliche Beschwerden verursachen, die durch Wetterreize deutlich verschlimmert werden. Auch wenn es gelingt, die Angst aus dem Bewußtsein zu verdrängen, wird sie dadurch nicht beseitigt, sondern wirkt aus dem Unbewußten mit vielfältigen Symptomen fort, die ebenfalls auf das Wetter ansprechen.

Der Zusammenhang zwischen Angst und Wettereinflüssen erklärt sich wahrscheinlich aus den vegetativen und hormonellen Störungen, die als Reaktion auf das Wetter eintreten. Hinzu kommt nicht selten hohe Luftfeuchtigkeit und die Anreicherung der Luft mit Schadstoffen bei bestimmten Wetterlagen (Smog), die das Atmen erschweren und dadurch Angst erzeugen. Neben diesen direkten Folgen der Wetterverhältnisse muß noch an indirekte Auswirkungen gedacht werden, die Ängste hervorrufen oder verschlimmern, zum Beispiel Herz-Gefäß- und Verdauungsstörungen, die auf das Wetter ansprechen. Weit verbreitet ist die Herzangst, bei der das Angstgefühl aus der Herzgegend aufsteigt, und die Angst bei Blähungen und Koliken, die das Herz und die Atemorgane in Mitleidenschaft ziehen können. Hinter solchen Ursachen stehen funktionelle Organstörungen oder echte Krankheiten.

Das Gefühl der Angst läßt sich nicht allgemein beschreiben, jeder erlebt es auf seine persönliche Weise. Immer wird die Angst als unangenehm bis bedrohlich empfunden, oft von Beklemmung in der Brust, Atemnot und Herzbeschwerden begleitet. Dabei muß einem überhaupt nicht bewußt werden, daß man unter Angst leidet, sie kann durch die körperlichen Symptome überlagert werden. Für den Therapeuten ist es dann nicht immer leicht, die wahre Ursache der Symptome zu erkennen.

Wenn die Neigung zu Angstzuständen nicht mit der erfolgreichen Behandlung der Wetterfühligkeit nachläßt, können sich dahinter Neurosen und andere seelische Ursachen verbergen, die gezielt behandelt werden müssen.

Depressive Zustände

Auch Depressionen gehören zu den Lebenserfahrungen, die keinem Menschen erspart bleiben. Als Reaktion auf negative äußere Lebensumstände, wie Mißerfolge, Kränkungen und Enttäuschungen, sind sie normal und nützlich. Die Phase der Depression hilft, solche Erfahrungen zu verarbeiten. Deshalb soll sie grundsätzlich nicht durch antidepressive Arzneimittel vorzeitg unterbrochen werden, sonst verdrängt man solche Ereignisse unverarbeitet ins Unbewußte, aus dem sie ständig störend fortwirken.

Neben den reaktiven kennen wir die endogenen Depressionen, für die es keine Erklärung in den Lebensumständen gibt. Sie brechen schicksalhaft in das Leben ein. Als Ursachen vermutet man unter anderem Erbanlagen und Störungen des Gehirnstoffwechsels. Da keine äußeren Ursachen zu verarbeiten sind, können in solchen Fällen antidepressive Psychopharmaka angezeigt sein.

Zwischen diesen beiden Depressionsformen und Wetterreizen bestehen eindeutige Zusammenhänge. Aufgleitende gemischte oder subtropische Luftmassen und Warmfronten begünstigen oder verschlimmern Depressionen besonders oft. Das erklärt sich zunächst wieder aus vegetativen und hormonellen Reaktionen auf das Wetter, die vor allem die Botenstoffe (insbesondere Serotonin) im Gehirn betreffen. Ferner spielt auch die Veränderung biologischer Rhythmen eine Rolle. Man wies zum Beispiel nach, daß sich Depressionen im 28-tägigen Rhythmus regelmäßig verschlimmern oder verbessern. Außerdem scheint nach neuen Erkenntnissen die Sonneneinstrahlung, die auf die Zirbeldrüse im Gehirn wirkt, von großer Bedeutung. Vermutlich treten depressive Verstimmungen deshalb bei trübem Wetter vermehrt auf und können durch Bestrahlung mit speziellen Lampen, die das Sonnenlicht nachahmen, gebessert oder geheilt werden.

Depressionen gehen einher mit Schwermut, Niedergeschlagenheit, Melancholie und Pessimismus. Oft kommt ausgeprägte Antriebsschwäche hinzu, manche Patienten wirken aber auch sehr unruhig. Zum Teil wird die Depression bewußt nicht wahrgenommen, sondern verbirgt sich hinter zahlreichen körperlichen Beschwerden. Sehr häufig kommen auch noch Schlafstörungen vor. Meist sind die depressiven Symptome morgens am stärksten und bessern sich gegen Abend.

In schweren Fällen leiden die Patienten unter Schuld-, Versündigungs- und Krankheitswahn, oft werden auch Selbsttötungsabsichten geäußert.

Mit der erfolgreichen Behandlung der Depression kann die Wetterfühligkeit verschwinden, sofern andere Ursachen keine zusätzliche Therapie erfordern.

Depressiv bedingte Selbsttötung

Beim Aufgleiten subtropischer Warmluftmassen, abgleitender Warmluft oder Durchzug von Warmfronten und nicht ganz so deutlich bei Grundschichtlabilität mit kalten Luftmassen häuft sich die Zahl der Selbsttötungsversuche. Das Maximum liegt im Frühjahr, gefolgt vom Herbst und Sommer, im Winter werden die wenigsten Selbsttötungsversuche unternommen. Das erklärt sich wahrscheinlich aus den besonderen Wetterbelastungen in den Übergangszeiten und der Schönwettereuphorie im Sommer.

Natürlich begeht man allein wegen der Wettereinflüsse keinen Selbsttötungsversuch. Es müssen schon tiefgreifende seelische Störungen vorliegen, damit sich die Wetterreize so dramatisch auswirken.

Besonders gefährdet sind depressive Menschen. Möglicherweise erzeugt die wetterbedingte Reizung des vegetativen Nervensystems erhöhte Aggressivität, die nicht an anderen abreagiert wird, sondern sich gegen das eigene Leben richtet, aber diese Theorie konnte noch nicht schlüssig bewiesen werden. Sicher spielen beim Suizid auch wieder Störungen der Botenstoffe im Gehirn und vermutlich auch der »inneren Uhren« eine Rolle.

Selbsttötungsversuche erfolgen meist nicht aus heiterem Himmel, sondern werden vorher mehr oder minder eindeutig angekündigt, von der Umgebung aber nicht ernst genug genommen. Noch immer ist zum Beispiel das Vorurteil verbreitet, daß sich niemand selbst tötet, der davon spricht. Diese falsche Ansicht kostete schon einige Menschen das Leben, weil sie nicht frühzeitig genug durch sorgfältige Beobachtung und Betreuung, notfalls durch Einweisung in die Klinik vor sich selbst geschützt wurden. Ebenso verhängnisvoll kann die häufige Meinung sein, daß nach einem mißglückten Selbsttötungsversuch nie mehr ein neuer begangen wird. Auch wenn die Mehrzahl derjenigen, die von Selbsttötung sprechen, nie einen Versuch unternehmen, darf man solche Äußerungen niemals auf die leichte Schulter nehmen. Abgesehen davon, daß man die Ernsthaftigkeit nicht zuverlässig beurteilen kann (das fällt auch Fachleuten oft schwer), kommt in solchen Gedanken immer eine tiefe seelische Not zum Ausdruck, die nicht einfach ignoriert werden darf. Zwar ist es den Betroffenen selbst nicht bewußt, aber letztlich bedeuten Selbsttötungsgedanken fast immer einen verzweifelten Hilferuf an die Mitmenschen, die anders nicht aus ihrer Gleichgültigkeit aufgerüttelt werden können. Das belegen wissenschaftliche Untersuchungsergebnisse, nach denen nur die wenigsten ihrem Leben tatsächlich wohlüberlegt ein Ende setzen wollen.

Das gesundheitliche Befinden bei verschiedenen Wetterphasen

Der Ablauf des Wetters läßt sich in verschiedene Phasen unterteilen. Je nachdem, welche Wetterphase gerade vorherrscht, treten unterschiedliche Störungen des gesundheitlichen Befindens auf. In der nachfolgenden Abbildung ist eine typische Wettersituation mit einem Hochdruckgebiet dargestellt, das im weiteren Verlauf von einem Tiefdruckgebiet verdrängt wird. Dabei überqueren den Beobachter in zeitlicher Reihenfolge die Tiefvorderseite, die Warmfront, der Warmsektor, die Kaltfront und die Tiefrückseite. Im mittleren Teil der Abbildung sind die dynamischen Wettervorgänge im Querschnitt dargestellt: Wolken, Niederschläge und andere Wettervorgänge und -erscheinungen. Im unteren Drittel der Abbildung sind die Beschwerden und Krankheiten angegeben, die bei den einzelnen Wetterphasen am häufigsten auftreten. Da sich sommerliche und winterliche Hochdruckgebiete hinsichtlich ihrer Wirkung auf den Organismus grundlegend unterscheiden, werden diese Wetterlagen getrennt beschrieben.

Im sommerlichen Hochdruckgebiet

Der Himmel ist blau, die Sonne scheint: In den meisten Fällen läßt sich dies in einem Hochdruckgebiet beobachten. Das Barometer, der Luftdruck, steigt. In den unteren Schichten fließt Luft im Uhrzeigersinn auf der Nordhalbkugel aus dem Hochdruckgebiet. Deshalb wird es auch im Gegensatz zu einem Tiefdruckgebiet (Zyklone), wo die Luft entgegen dem Uhrzeigersinn strömt, als Antizyklone bezeichnet. Im Sommer weisen Hochdruckgebiete meist eine einheitliche Schichtung bis in große Höhen auf. In ihrem Bereich nimmt die Temperatur etwa um 0,6 Grad Celsius je 100 Meter Höhengewinn ab. Die aus

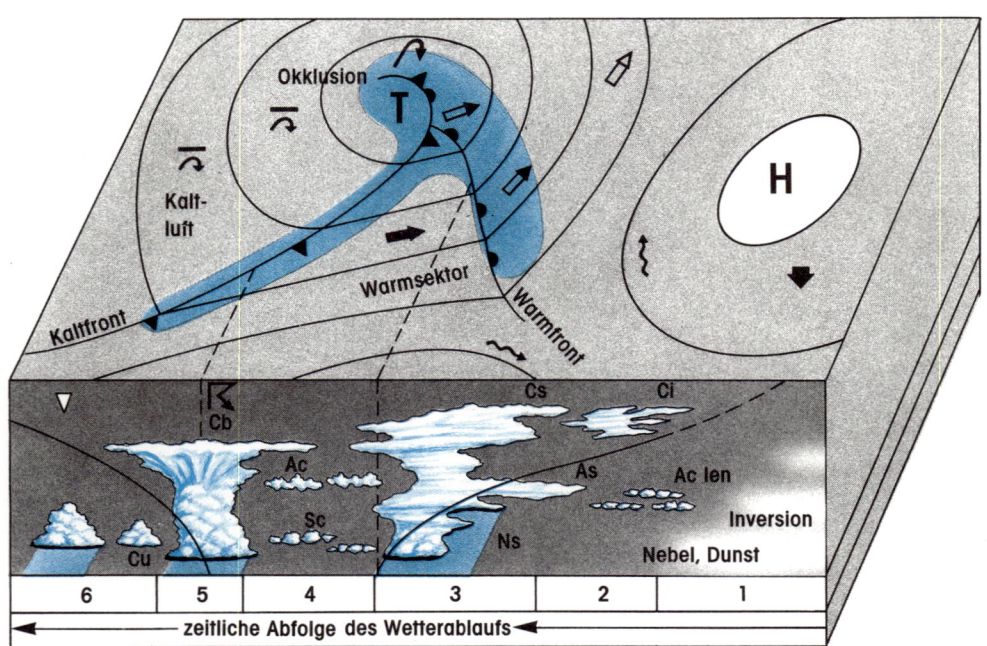

Okklusion

T

Kaltluft

Warmsektor

Kaltfront

Warmfront

H

Cb	Cs	Ci
Ac		As	Ac len
Sc		Ns	Inversion
Cu			Nebel, Dunst

| 6 | 5 | 4 | 3 | 2 | 1 |

← zeitliche Abfolge des Wetterablaufs ←

Beispiele von Krankheiten, die durch Wettereinfluß gehäuft auftreten

6 auf der Rückseite der Kaltfront	5 im Bereich einer Kaltfront	4 im Warm-sektor des Tiefs	3 im Bereich eines Warmfront-durchganges	2 auf der Vorder-seite eines Tiefs	1 im sommerlichen und winterlichen Hochdruckgebiet
Depressionen Kopfschmerzen Migräne Schlafstörungen	Angina pectoris Schlaganfälle arterielle Embolien Eklampsie epileptische Anfälle Gallenkoliken Glaukomanfälle Herzinfarkte hypertone Blut-druckstörungen	Abklingen der Biotropie	Angina pectoris Schlaganfälle Appendizitis Asthma bronchiale Glaukomanfälle Herzinfarkte Embolien Nierenkoliken (entzündlich) Sterbefälle allgemein Thrombosen hypotone Blut-druckstörungen	Kopfschmerzen Abgeschlagenheit Konzentrations-mangel nervöse Unruhe Gereiztheit Schwindel Narben- und Phantom-schmerzen Depressionen Schlafstörungen	bei mehrtägiger Inversionsdauer im Herbst und Winter: Bronchitis Grippe Lungenent-zündung Herzschwäche im Sommer: außer gelegent-licher Wärme-belastung über-wiegend positiver Einfluß

Dynamik

- stabiles Aufgleiten
- subtropisches Aufgleiten
- labiles Aufgleiten
- hochreichende Labilität
- Grundschichtlabilität
- Abgleiten
- Absinken

Wolken

- Ac : Altocumulus
- Ac len : Altocumulus lenticularis
- Cb : Cumulonimbus
- Cu : Cumulus
- Sc : Stratocumulus
- Ns : Nimbostratus
- Ci : Cirrus
- Cs : Cirrostratus

Wetter

- Niederschlag
- Schauer
- Gewitter
- H Hochdruckgebiet
- T Tiefdruckgebiet

Befindensstörungen und krankhafte Reaktionen, die bei bestimmten Wetterphasen gehäuft auftreten (nach H. Trenkle)

den unteren Schichten des Hochdruckgebietes ausströmende Luft wird durch nachströmende Luft aus höheren Schichten ersetzt. Da es in den unteren Bereichen des Hochdruckgebietes wärmer ist als in den oberen, erwärmt sich die Luft und trocknet aus. Dadurch lösen sich im Bereich absinkender Luft die Wolken allmählich auf. Dieser vertikale Luftaustausch wird bei stabiler Schichtung des Hochdruckgebietes stark abgeschwächt. Bei intensiver Sonnenstrahlung entwickeln sich neben den Absinkzonen als Folge der starken Erwärmung der Erdoberfläche örtliche Aufwindzonen. In diesen Aufwindzonen können sich hochreichende Quellwolken ausbilden, die über dem Bergland zu örtlichen Gewittern führen können. Da sich aber sonst keine dynamischen Wetterprozesse im Hochdruckgebiet abspielen, treten in seinem Bereich auch keine wetterbedingten Reaktionen auf. Bei sehr warmem Wetter und gleichzeitig höherer Luftfeuchtigkeit leiden jedoch Herz-Kreislauf-Kranke, vor allem solche, die mit einem absinkenden Blutdruck reagieren, unter der Wärmebelastung. Der Laie spricht von Schwüle. Sie tritt vor allem in tiefliegenden Tälern, zum Beispiel am Oberrhein, durchschnittlich an 30 bis 35 Tagen im Jahr auf. Bei der Beschreibung des thermischen Wirkungskomplexes im Kapitel Klima und Gesundheit wird näher auf diese Situation eingegangen. Sie beeinflußt den Organismus über die Regulation des Wärmehaushaltes.

Im winterlichen Hochdruckgebiet

In seinem Bereich bilden sich in klaren Nächten in den bodennahen Luftschichten Kaltluftseen aus, die einige hundert Meter mächtig werden können. Da in Bodennähe die Luft auch feucht ist, wird, wenn die Luft sich abkühlt, bald der Taupunkt erreicht. Die Luft ist mit Wasserdampf übersättigt. Er wird in feinen Tröpfchen ausgeschieden, die sich schließlich zu Nebel formieren.

Über der bodennahen Kaltluft, die mit Nebel angefüllt ist und meist eine vertikale Ausdehnung von 300 bis 800 Metern erreicht, lagert meist wärmere Luft. Man spricht von einer Temperaturumkehr. Die Grenzschicht, welche die beiden verschieden temperierten Luftpakete trennt, wird »Inversion« genannt. Sie wirkt wie eine Sperrschicht und sitzt wie ein Deckel auf der Kaltluft. Sie unterbindet den Luftaustausch mit den höheren Schichten absolut. Je nach Höhe, Stärke und Dauer dieser Sperrschicht, werden Luftverunreinigungen, die von der Industrie, vom Gewerbe, vom Hausbrand und vom Straßenverkehr ausgehen, in den unteren Luftschichten zunehmend angereichert. In Ballungszentren kann die Schadstoffkonzentration unterhalb der Inversion so ansteigen, daß Smog entsteht. Dieser Ausdruck kommt aus dem Englischen und verbindet die beiden Wörter fog (Nebel) und smoke (Rauch) zu »Smog«. In Tallagen, so auch am Oberrhein, treten austauscharme Wetterlagen mit Nebelbildung, ohne daß es zu Smog kommt, durchschnittlich an 60 bis 70 Tagen im Jahr, vornehmlich in der Zeit zwischen der zweiten Septemberhälfte und April auf. Verminderte Sonnenstrahlung, feuchte, mit Nebel angereicherte Luft und auch eine gewisse Zunahme der Luftverunreinigungen wirken sich ungünstig auf Erkrankungen der Atemwege aus. Sie rufen bei älteren, kranken Menschen und auch bei entsprechend veranlagten jüngeren krankhafte Reaktionen des Herz- und Kreislaufsystems hervor.

Bei länger anhaltendem Smog, wie er sich Anfang der fünfziger Jahre in London zutrug, erhöhte sich die Zahl der Todesfälle der über 60 Jahre alten Bevölkerung um ein Mehrfaches gegenüber der Gesamtbevölkerung. Auf diese Wetterlage und auf die in besonders gefährdeten

Gebieten von den Ländern eingerichteten Smog-Warndienste wird im Abschnitt über den luftchemischen Wirkungskomplex noch näher eingegangen. Erwähnt werden muß aber auch, daß oberhalb der Inversion herrliches Wetter herrscht. Es zeichnet sich durch Sonnenstrahlung, erhöhte Temperaturen, niedrigere Luftfeuchtigkeit, saubere Luft sowie eine hervorragende Fernsicht aus. Speziell die Kurorte der höheren Mittelgebirge und des Hochgebirges profitieren im Winterhalbjahr von diesen Sperrschichten, die den Luftaustausch verhindern.

Auf der Vorderseite des Tiefs

Bei dieser Wetterphase gleitet herannahende, wärmere Luft über der dort lagernden kälteren und deshalb schwereren Luft auf. Durch das Aufgleiten kühlt sich die Warmluft längs der Aufgleitfläche stetig um 0,6 Grad Celsius je 100 Meter Höhenunterschied ab. In einer bestimmten Höhe, die man als Kondensationsniveau bezeichnet, ist die Luft mit Wasserdampf gesättigt.

Bei weiterem Aufgleiten fällt der überschüssige Wasserdampf in Form von Tröpfchen aus. Es bilden sich Schichtwolken. Diese sind zunächst reine Wasserwolken, bei Temperaturen unter 0 Grad werden sie zu unterkühlten Wasserwolken und bei weniger als minus 12 Grad zu Wolken, die aus Eiskristallen bestehen. Diese sogenannten Cirren sind erste Anzeichen einer möglichen Wetterverschlechterung. Die Aufgleitfläche abwärts finden wir mittelhohe Stratus- und Stratocumuluswolken und schließlich in Warmfrontnähe den tiefen Stratus und Nimbostratus.

Wenn noch teilweise übersteigertes Schönwetter herrscht und lediglich die ersten Cirren die Wetterverschlechterung ahnen lassen, setzen bei Wetterfühligen und Wetterempfindlichen die ersten Befindensstörungen ein. Abgeschlagenheit, nervöse Unruhe, Schlafstörungen, Angstzustände, Depressionen, Schwindelgefühle, Kopfschmerzen und andere Schmerzempfindungen machen sich bemerkbar. Da sich aber auch Konzentrations- und Reaktionsschwächen zu der Abgeschlagenheit gesel-

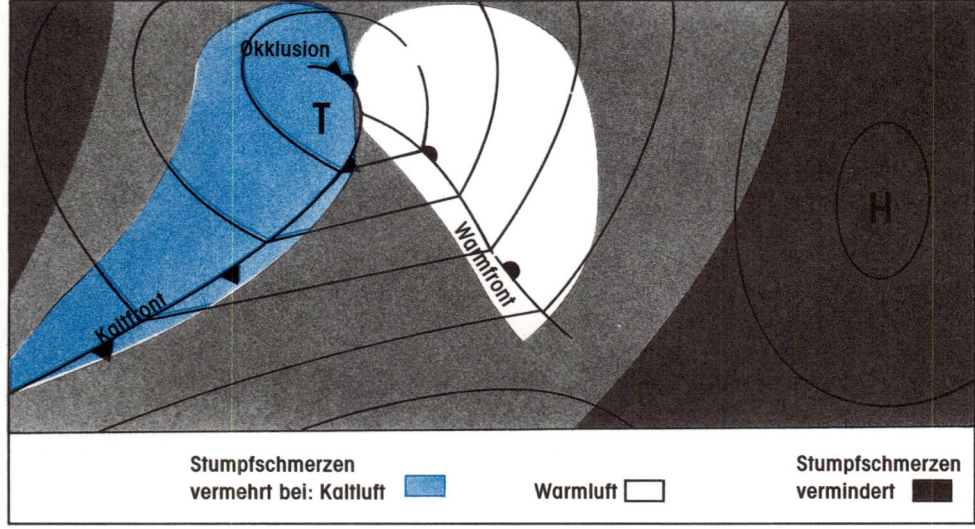

Der Einfluß des Wetters bei Stumpfschmerzen (nach W. Sönning, 1981)

len, besteht bei dieser Wetterphase eine erhöhte Bereitschaft zu Unfällen im Straßenverkehr, in Betrieben und im Haushalt. Neben diesen Symptomen treten auch vermehrt Schmerzen an Narben, Frakturen und Amputationsstümpfen, Phantomschmerzen, Kreislaufbeschwerden durch niedrigen Blutdruck und rheumatische Erkrankungen auf (s. Abb. Seite 52).

Im Bereich des Warmfrontdurchgangs

Mit Annäherung an die Warmfront – an den Wetterwechsel – sinkt die Schichtbewölkung immer tiefer ab. Dabei verdichten sich die unterkühlten, reinen Wasserwolken mehr und mehr. Sie gewinnen in der Vertikalen an Mächtigkeit. In Warmfrontnähe bei einer Höhe von 300 bis 500 Metern über Normalnull regnen die Wolken aus. Es fällt ein gleichmäßiger Niederschlag. In der warmen Jahreszeit ist dies ein »Landregen«, im Winter bei entsprechend niedrigen Temperaturen ein leichter Schneefall. Im Bereich dieser Wettererscheinungen werden die bestehenden Befindensstörungen, Schmerzzustände und Kreislaufbeeinträchtigungen durch massivere Einwirkungen auf den geschwächten und kranken Organismus ersetzt. Herzanfälle, Herzinfarkte, Schlaganfälle, Blinddarmreizungen, Glaukomanfälle, Thrombosen, Embolien, stärkere Blutdruckabfälle, Nierenkoliken und Sterbefälle treten bei dieser Wetterphase wesentlich häufiger als normal auf. Natürlich werden auch mehr Menschen wegen Herz- und Kreislauferkrankungen in die Kliniken eingeliefert. Da auch vermehrt Verkehrsunfälle auftreten, macht sich die Wetterreaktion in den Städten auch »akustisch« bemerkbar. Die Sirenen der Unfallwagen und Notarztwagen sind häufiger zu hören.

Im Warmsektor des Tiefs

Wenn die Warmfront über uns hinweggezogen ist, lassen die Aufgleitvorgänge nach. Bei absinkender Luftbewegung wird die Luft erwärmt und trocknet aus. So lösen sich die Wolken auf. Entsprechend klingen auch die wetterbedingten Reaktionen ab.

Im Bereich der Kaltfront

Stunden vor dem Durchgang der Kaltfront wird im Warmsektor bei starker Sonneneinstrahlung die bodennahe Luft stark erwärmt und steigt auf. Der Wasserdampf kondensiert und bildet Quellwolken, die der Laie als »Wattebäusche«, der Meteorologe als Cumuluswolken bezeichnet. Sie haben anfangs durchaus Schönwettercharakter. Bei zunehmender Labilität der Luftschichtung vor der sich annähernden Kaltfront wird der vertikale Luftaustausch mehr und mehr verstärkt. Die Quellwolken wachsen in immer größere Höhen. Sie erreichen den unterkühlten Bereich und bei Temperaturen unter minus 12 Grad entstehen Eiswolken. Im oberen Bereich dieser Wolkenberge, wo starke Turbulenz herrscht, ballen sich unterkühlte Tröpfchen und Eisteilchen zu immer größeren sogenannten Frostgraupeln zusammen. Beim Durchgang der Kaltfront mit ihren hohen Wolkenbergen hat sich der Himmel so verfinstert, daß man mit Recht von einem chaotischen Aussehen sprechen kann. Mit stürmischen und böigen Winden strömt bei Kaltfrontdurchgang kältere Luft, begleitet von schauerartigen, teils gewittrigen Regen-, Graupel-, Hagel- oder Schneefällen, ein. Infolge starker Turbulenzen, intensiver, vertikaler Umlagerungen von Luftmassen, treten Erkrankungen und Beschwerden, wie Koliken, Krämpfe, Herzanfälle, Herzinfarkte, Schlaganfälle, arterielle Embolien, Eklampsie, epilepti-

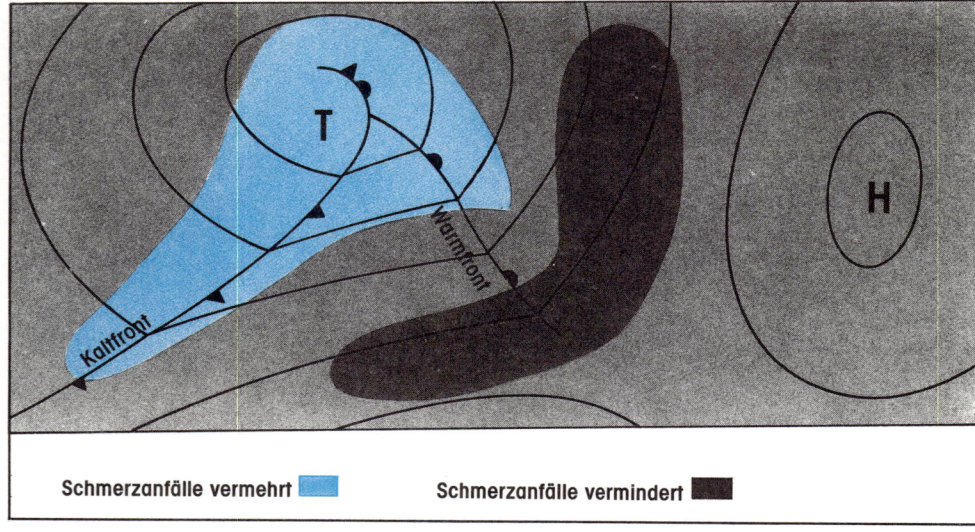

Schmerzanfälle vermehrt ▮   **Schmerzanfälle vermindert** ▮

Wetterphasen und Schmerzanfälle bei chronischer Polyarthritis (nach W. Sönning, 1981)

sche Anfälle, Glaukomanfälle (Schmerzen durch Erhöhung des Augeninnendrucks), aber auch Asthma bronchiale sowie Polyarthritis, häufiger auf.

Auf der Rückseite der Kaltfront

In einem gewissen Abstand vom Kaltfrontdurchgang gewinnt absinkende Luft die Oberhand.Sie erwärmt sich zunehmend, die Kondensation von Wasserdampf nimmt ab, die Bewölkung geht im nachfolgenden Zwischenhoch zurück und die Niederschläge bleiben aus. Im gleichen Zeitraum lassen auch die wetterbedingten Reaktionen im Organismus mehr und mehr nach.
Ist ein Tiefdruckgebiet in seiner Entwicklung soweit fortgeschritten oder gealtert, wie der Fachmann sagt, daß die Kaltfront die Warmfront eingeholt und dabei die Warmluft vom Boden abgehoben hat, ein Warmsektor also nicht mehr existiert, treten hauptsächlich wetterbedingte Reaktionen des hypertonen und des spastischen Formenkreises auf.

Im Bereich von ›Kaltlufttropfen‹

Untersuchungen ergaben, daß bei Wetterphasen, die sich nicht unbedingt in das beschriebene Idealschema einordnen lassen, Kopfschmerzen, Migräne und Schlafstörungen gehäuft auftreten. Besonders starke Reaktionen ergaben sich im Bereich sogenannter »Kaltlufttropfen«, einer Wettersituation, die dadurch gekennzeichnet ist, daß in den unteren Atmosphärenschichten Hochdruckeinfluß herrscht, die Atmosphäre aber hochreichend mit Kaltluft angefüllt ist. Solche Lagen wirken sich besonders ungünstig auf Herz- und Kreislauferkrankungen aus. Sie begünstigen aber auch das Auftreten der oben geschilderten Symptome. Ähnliche Reaktionen wurden auch bei einer starken Scherung zwischen der Boden- und Höhenströmung, die Aufgleitvorgänge auslöst, beobachtet. Sie wurden auch dann festgestellt, wenn der sogenannte Strahlstrom (Jetstream), das Starkwindfeld nicht in 9 bis 12 Kilometer Höhe, sondern wesentlich tiefer, in 6 bis 7 Kilometer Höhe verläuft, wie zum Beispiel bei einer kalten Troposphäre.

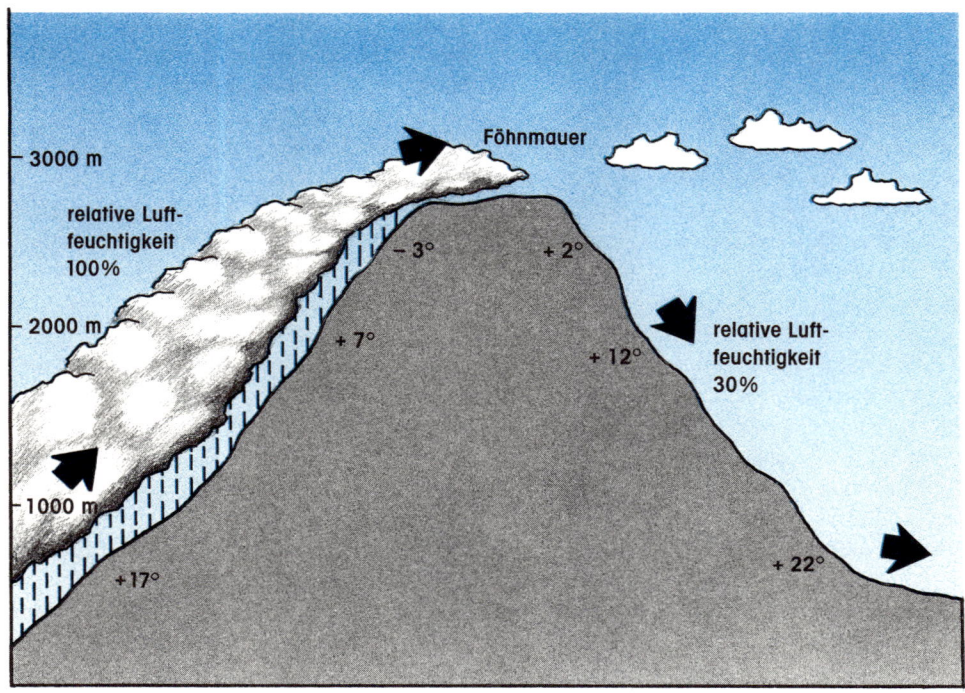

Föhnwetterlage
Ein feuchter Wind steigt am Gebirge auf und kühlt sich ab, wobei ein Teil der Feuchte als Niederschlag ausfällt. Nach Überquerung des Gebirgskammes löst sich die Wolkenwand auf, und die
Luft erwärmt sich beim weiteren Abstieg. Die Grenze an der sich die Wolkenwand auflöst,
bezeichnet man auch als Föhnmauer. Oft besteht gute Fernsicht bei Föhnwetterlage, die bei fast
allen Gebirgen beobachtet wird

Bei Föhn

Das am frühesten bekannt gewordene und
daher populärste, aber bis heute noch
nicht völlig aufgeklärte biometeorologische
Phänomen der gemäßigten Breiten ist der
Föhn. Er ist im wesentlichen auf die Alpen
und das Alpenvorland begrenzt, muß aber
auch in anderen Gebirgsgegenden, wo sein
physiologischer Einfluß bisher jedoch nicht
nachgewiesen werden konnte, für allerlei
Befindensstörungen und Beschwerden her-
halten.
Schon die Römer kannten diesen warmen
Fallwind, den sie favonius (mild) nannten.
Aus diesem Wort ist sein Name Föhn
abgeleitet.

Bei Nordwind findet man den Föhn an der
Alpensüdseite, bei Südwind an der Alpennordseite. Föhn an der Alpennordseite ist
wesentlich häufiger als an der Alpensüdseite, da in Mitteleuropa der Wind öfter
aus südlicher, südwestlicher und südöstli-
cher Richtung weht. Seine Wärme bezieht
der Föhn aus der auf der entgegengesetz-
ten Bergseite im Luftstau freigesetzten
Kondensationswärme, seine geringe Luftfeuchtigkeit ist eine Folge des Ausregnens
beim Aufsteigen und des Erwärmens beim
Absteigen. So wundert es nicht, daß die
gleiche Luft, die zum Beispiel auf der Süd-
seite der Alpen zum Aufsteigen gezwungen wurde, auf der Nordseite merklich
wärmer ankommt. Föhnluft ist aber auch

klar und rein, weil beim Ausregnen im Luftstau im Süden ein echter Wash-out-Effekt zu verzeichnen ist.

Rein optisch erkennt man die Föhn-Wetterlage nicht nur an der guten Fernsicht, sondern auch – besonders im Winterhalbjahr – an einer langgestreckten, wolkenarmen Zone, die als »Föhnlücke« auf der Leeseite des Gebirgskammes zu erkennen ist. Im Sommerhalbjahr bilden sich auf der Leeseite linsenförmige Wolken. Sie befinden sich auf wellenartigen Luftbewegungen, die vom Gebirge ausgelöst werden und auch von Segelfliegern gern genutzt werden. Diese linsenförmigen Wolken heben sich oft prächtig gegen den klaren, blauen Himmel ab.

Nicht immer dringt der warme Fallwind bis zum Boden durch, sondern weht über einer nur wenige hundert Meter mächtigen Kaltluftschicht. Dieses »Vorföhnstadium« ruft bei wetterfühligen und wetterempfindlichen Menschen besonders starke Beschwerden hervor. Das Beschwerdebild reicht von seelischen Befindensstörungen, wie starke Abgeschlagenheit, Apathie, Depressionen, Gereiztheit, nervöse Unruhe über psychosomatische Reaktionen, zum Beispiel Schlafstörungen, Asthmaanfälle, Kopfschmerzen und Migräne bis hin zu körperlichen Beschwerden. Sehr häufig sind Herz- und Kreislaufstörungen, Thrombosen, Embolien, Narben- und Beschwerden an Amputationsstümpfen sowie Schlaganfälle. Seit vielen Jahren werden die Auswirkungen des Föhns auch in Zusammenhang mit Selbsttötungen, Betriebs- und Verkehrsunfällen, aber auch kriminellen Vergehen diskutiert. Wen wundert dies noch hinsichtlich der Vielfalt der Reaktionen, die er auszulösen vermag? Es gibt auch einen »Föhnrausch«, ein kurzzeitig und spontan auftretendes, nicht ganz zu erklärendes Wohlgefühl. Hermann Hesse schrieb: »Es gibt nichts Seltsameres und Köstlicheres als den süßen Föhn-rausch, das Föhnfieber, das in der Föhn-zeit die Menschen der Bergländer und namentlich die Frauen überfällt, den Schlaf raubt und alle Sinne streichelnd reizt.«

Diese Föhnwirkung wird als eine Art Gegenreaktion des Nebennierenmarks gedeutet (Faust, 1985). Der Körper versucht die Wirkungen des Föhns auszugleichen, indem er vermehrt Adrenalin in den Blutkreislauf ausschüttet. Das Adrenalin steigert den Blutdruck und beschleunigt den Pulsschlag. Vermutlich ist es auch für das manchmal auftretende »Hoch« beim Föhn verantwortlich. Bei einem längeren Aufenthalt in einem Föhngebiet kann es sein, daß diese Reaktion immer seltener ausgelöst wird, weil eine Erschöpfung der Nebennieren eintritt.

Föhnempfindlichkeit tritt bei wetterfühligen und wetterempfindlichen Menschen gewöhnlich erst nach 1- bis 2jährigem Aufenthalt in einem Föhngebiet auf und steigert sich dann. Es gilt als erwiesen, daß eine körperliche Anpassung an den Föhn nicht möglich ist. Helfen kann nur ein Wohnortwechsel. Die Ausdehnung und Häufigkeit des Föhns ist in den bayrischen, österreichischen und Schweizer Alpen zwar sehr groß, er tritt zum Beispiel in Alpenkammnähe in einigen Gebieten an 30 bis 40 Tagen pro Jahr auf, aber mit zunehmendem Abstand zum Gebirgskamm verliert er rasch an Bedeutung. So tritt der Föhn in München durchschnittlich nur an zehn, in Friedrichshafen nur an drei Tagen im Jahr auf. Die physiologische Wirkung des Föhns auf den Organismus ist eigentlich nur eine Variante der allgemeinen Wetterfühligkeit. Die Befindensstörungen und krankhaften Reaktionen sind die gleichen, wie sie auf das Wetter reagierende Menschen auf der Vorderseite des Tiefs im Zustrom subtropischer Warmluft empfinden.

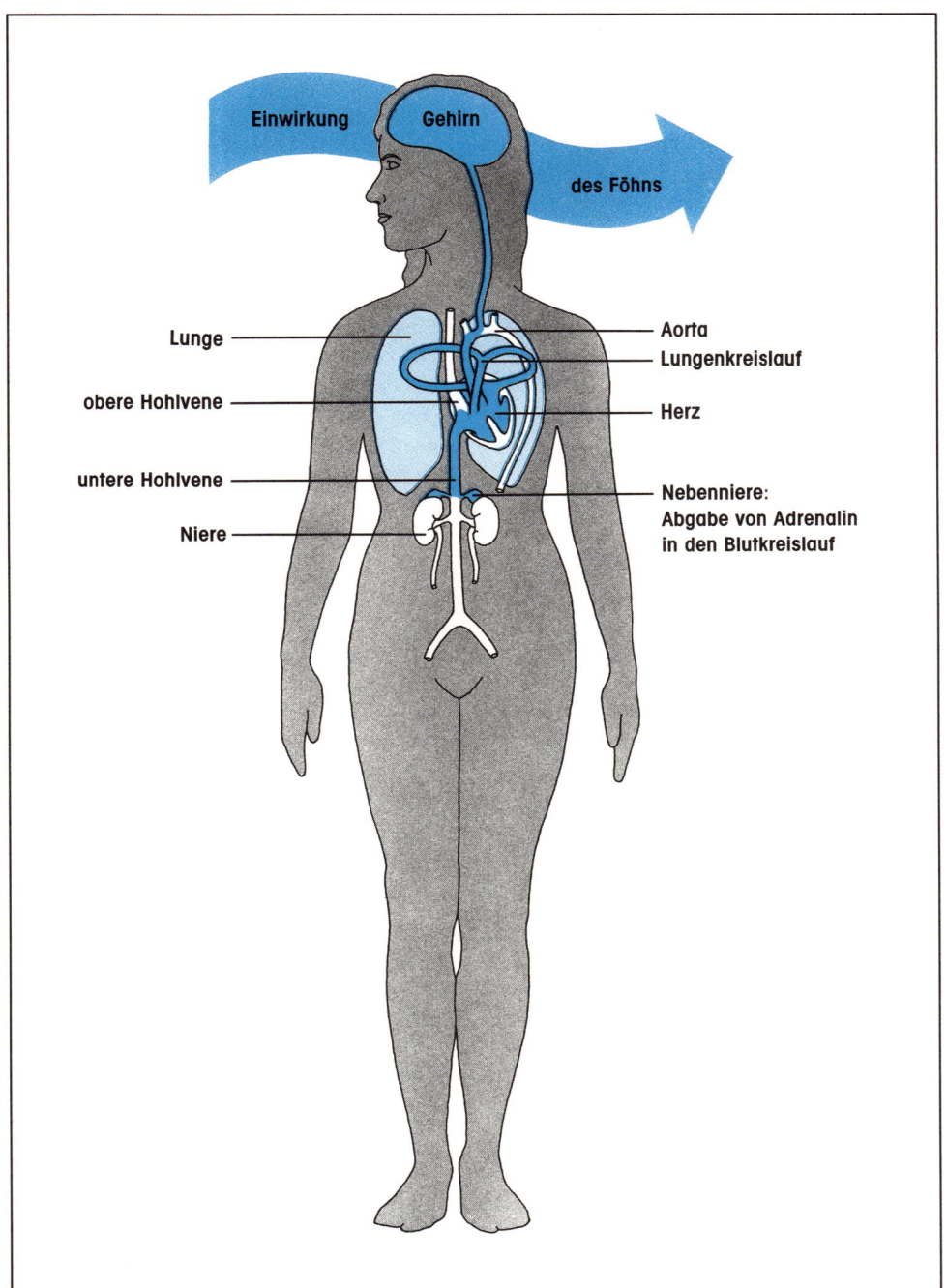

Einwirkung Gehirn

des Föhns

Lunge

Aorta
Lungenkreislauf

obere Hohlvene

Herz

untere Hohlvene

Nebenniere:
Abgabe von Adrenalin
in den Blutkreislauf

Niere

Ursache des Föhnrausches
Der Körper versucht die Einwirkungen des Föhns auszugleichen, indem er Adrenalin aus den Nebennieren ausschüttet. Es steigert den Blutdruck und beschleunigt den Pulsschlag. Über den Blutkreislauf gelangt es auch zum Gehirn, wo es wahrscheinlich den Rausch auslöst

Wetter und Unfallgeschehen

Manchmal stehen auch altgediente Polizisten und andere professionelle Helfer, die schon viel erlebt haben, fassungslos an einem Unfallort, weil sie das menschliche Versagen der Beteiligten nicht begreifen können. Erst wenn man das Wetter als Unfallfaktor mit berücksichtigt, kann man solche Unfälle oft verstehen. Die Statistik beweist, daß die Unfallhäufigkeit durch Wettereinflüsse deutlich erhöht werden kann. Als besonders unfallträchtige Wetterphase erwies sich die Vorderseite eines Tiefs (Seite), aber auch andere Wetterverhältnisse können das Unfallrisiko im Straßenverkehr und am Arbeitsplatz deutlich steigern.

Verkehrsunfälle

Verschiedene wissenschaftliche Untersuchungen belegen eindeutig die Zusammenhänge zwischen Wetterreizen und Unfallhäufigkeit. Es konnte nachgewiesen werden, daß im Großraum Stuttgart bei Eisglätte, geschlossener Schneedecke und Nässe die Unfallhäufigkeit um 5 Prozent erhöht war. Bei einer mindestens 6 bis 8 Stunden regennassen Fahrbahn lag die Unfallquote sogar 17 Prozent über der Norm.

Neben Schnee- und Eisglätte, Nebel, starken Niederschlägen (Aquaplaninggefahr) und hohen Windgeschwindigkeiten, deren Bedeutung bei Verkehrsunfällen auf der Hand liegt, spielen auch Funktionsstörungen des vegetativen Nervensystems und der »inneren Uhren« bei wetterbedingten Unfällen eine Rolle. Nach dem Ergebnis einer Untersuchung können die elektroklimatischen Veränderungen, die mit einem Wetterumschwung verbunden sind, in der Zeit von vier Stunden vor bis vier Stunden nach dem Wettersturz die Reaktions- und Leistungsfähigkeit um durchschnittlich 20 Prozent verringern. Da der dichte Verkehr heute eine rasche Reaktionsfähigkeit verlangt, lassen sich viele Unfälle mit darauf zurückführen.

Eine weitere Untersuchung, die von der Zentralen Medizinmeteorologischen Forschungsstelle Freiburg durchgeführt wurde, ergab auch einen Zusammenhang zwischen Wettereinflüssen und Unfallflucht. Die Unfallfluchtdelikte nehmen bei kritischen Wetterlagen um 20 bis 34 Prozent, bei Glatteis sogar um 50 Prozent zu. Natürlich kann man aggressives, rücksichtsloses Verhalten im Straßenverkehr oder Unfallflucht nicht nur dem Wetter anlasten. Die Persönlichkeit, augenblickliche Stimmungslage, Ärger, Alkohol und Arzneimittel, bei Unfallflucht auch Schock und Angst vor den Unfallfolgen, spielen dabei ebenfalls eine Rolle. Aber gerade in den Fällen, wo man das Unfallgeschehen nicht verstehen kann, müssen Wettereinflüsse als mögliche Ursache mitberücksichtigt werden.

Betriebsunfälle

Was für Verkehrsunfälle gilt, läßt sich sinngemäß auch auf Unfälle am Arbeitsplatz übertragen. Wie die nachfolgende Abbildung zeigt, treten sie hauptsächlich an der Vorderseite eines Tiefs auf. Die damit verbundenen Wetterreize führen beim geschwächten oder kranken Organismus zu Abgeschlagenheit, niedrigem Blutdruck, Konzentrations-, Reaktions- und allgemeiner Leistungsschwäche. Dadurch kommt es vor allem beim Bedienen von Maschinen oder Fahrzeugen am Arbeitsplatz zum erhöhten Unfallrisiko.

Nicht vergessen darf man in diesem Zusammenhang den Arbeitsplatz Haushalt, der ohnehin zu den unfallträchtigsten Arbeitsplätzen gehört. Auch hier nehmen aus den oben genannten Gründen unter bestimmten Wetterbedingungen die

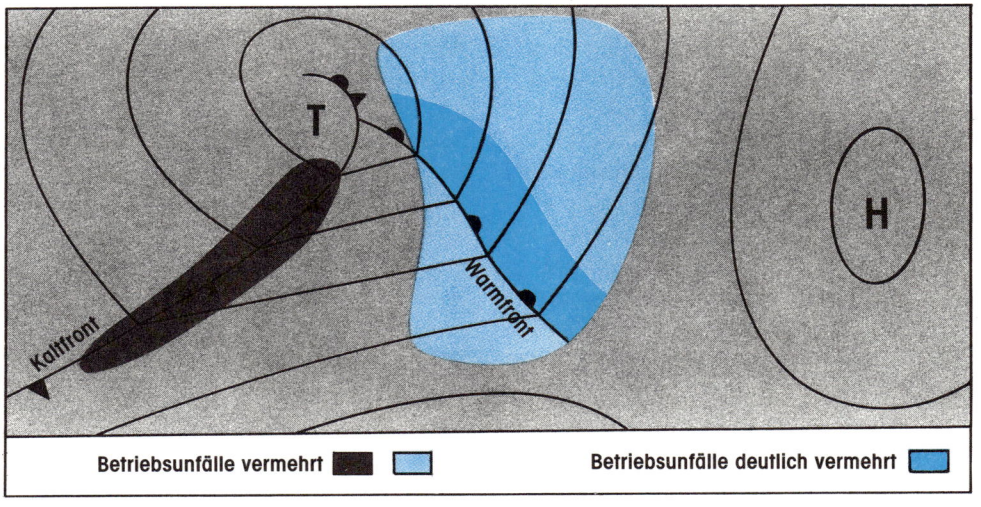

Vermehrtes Auftreten von Betriebsunfällen bei einem Tief (nach W. Sönning, 1980)

Unfälle zu. Besonders riskante Hausarbeiten sind zum Beispiel Fensterputzen oder das Bedienen bestimmter Haushaltsgeräte, an denen man sich bei Unachtsamkeit verletzen kann, nicht zu vergessen der Umgang mit Haushaltschemikalien.

Wetter und Kriminalität

Schon in früheren Jahrhunderten war man davon überzeugt, daß besondere Wetter- und Klimabedingungen die Ausübung von Straftaten begünstigen. So vertrat Montesquieu (1748), der französische Staatsmann, Schriftsteller und Philosoph, in seiner Schrift »L'esprit des lois« die Meinung, daß Wetter und Klima für die Legislative eines Staates von großer Bedeutung seien, obwohl die Umweltbedingungen von Land zu Land verschieden sind. Auch Voltaire, französischer Schriftsteller und Philosoph, und der italienische Arzt Lombroso waren der Auffassung, daß es Zusammenhänge zwischen Wetter und Kriminalität gibt. Im 19. Jahrhundert befaßten sich mehrere Untersuchungen mit dem saisonalen Auftreten von Straftaten. Man fand im Jahresablauf strafspezifische Häufigkeitsgipfel. So enstand ein »Kriminalitätskalender«. Nach diesem häuften sich Straftaten gegen Personen in den Sommermonaten und Eigentumsdelikte vermehrt in den Wintermonaten. Besonders interessant war, daß die Häufigkeitskurven der beiden Jahreszeiten spiegelbildlich zueinander verliefen.

In diesem Zusammenhang wurde gerade dem Temperaturmilieu besondere Bedeutung beigemessen. Einige Wissenschaftler sprachen von einem »thermischen Gesetz der Straffälligkeit«. Natürlich wurden auch triviale Wettereinflüsse anderer Art, vor allem aber die Dunkelheit, speziell bei Einbrüchen, Brandstiftungen und sexuellen Vergehen hinsichtlich ihrer Rolle untersucht. Man machte sich auch Gedanken darüber, ob die Psyche des Täters oder gar jene des Opfers beteiligt sei. Da bei Straftaten auch soziologische, familiäre, finanzielle und gesellschaftliche Probleme großes Gewicht haben, tat man sich schwer, aus der Vielzahl der auslösenden Faktoren den Einfluß von Wettervorgängen auf Straftaten statistisch sicher nachzuweisen.

Man entdeckte Zusammenhänge zwischen Straftaten und feucht-warmer Witterung, weil sie, wie bereits beschrieben, speziell auf der Vorderseite des Tiefs Reizbarkeit und Aggressivität steigert. Bei einer Untersuchung von Schulhauseinbrüchen im Raum Bad Nauheim konnte gezeigt werden, daß an Tagen mit mäßigen bis starken Wetterreizen etwa um 20 Prozent mehr Einbrüche verübt wurden, als zu erwarten war. Auch bei der Beurteilung von Kapitalverbrechen, insbesondere bei Mord und Totschlag, wurde immer wieder versucht, Wetter und Klima als »mildernde Umstände« in die Diskussion zu bringen. Auch wenn die Gerichte gehalten sind, alle Aspekte sorgfältig in Betracht zu ziehen, wurde der Einfluß von Wetter und Klima bisher jedoch überwiegend zurückhaltend bewertet. Wenn das Wetter nur einer von verschiedenen möglichen Faktoren ist, die auf seelischer, sozialer und körperlicher Ebene wirken, so gilt dies auch für seinen Einfluß auf das überaus komplexe Geschehen krimineller Vergehen. Hier das Wetter als entscheidenden Faktor zu bemühen, wird im allgemeinen sowohl von Medizinmeteorologen als auch Juristen abgelehnt – nach dem bisherigen Stand der Wissenschaft sicher nicht zu Unrecht.

Wetterreaktion und Landschaft

Für einen wetterfühligen und wetterempfindlichen Menschen müßte es eigentlich egal sein, ob er sich im Norden oder im Süden Deutschlands aufhält. Die Landschaft modifiziert die Reaktionen auf das Wetter aber doch bis zu einem gewissen Grad. Regionale Befragungen und Untersuchungen haben dies gezeigt. In Norddeutschland ziehen Wetterfronten mit den ihnen nachfolgenden Luftmassen und beteiligten Wettervorgängen, ohne durch Gebirge aufgehalten zu werden, schneller über das Land. Im Süden, wo je nach Strömungsrichtung der Luftmassen, die Alpen, der Schwarzwald, die Vogesen und andere Mittelgebirge Hindernisse darstellen, wird der Wetterablauf oft verzögert. So entwickeln sich, zum Beispiel zwischen Vogesen und Schwarzwald, an Kaltfronten Wellenstörungen, regelrechte »Schleifzonen«. Die daran gebundenen Aufgleitvorgänge und vertikalen Umlagerungsprozesse der Luft halten länger an und wirken daher auch länger auf den Organismus ein. Diesem Umstand trägt auch der Wetterbericht für Ärzte (Bioprog) Rechnung, der seit 1962 für die Bundesrepublik Deutschland von den Wetterämtern Essen, Frankfurt und München herausgegeben wird. (Die Anschriften der Wetterämter sind im Anhang verzeichnet.)

Maßnahmen gegen wetterbedingte Beschwerden

Der Einfluß des Wetters erzeugt bei jedem Menschen körperliche und seelisch-nervöse Reaktionen. Der gesunde, seelisch stabile Mensch leidet nicht spürbar darunter, sondern kann die Wetterreize ausgleichen. Erst wenn diese Selbstregulation durch Krankheiten oder falsche Ernährungs- und Lebensgewohnheiten gestört wird, kommt es zur Wetterfühligkeit. Die Behandlung von Erkrankungen, die Wetterfühligkeit begünstigen, ist meistens dem Therapeuten vorbehalten. Zur Beseitigung der häufigen anderen Ursachen muß jeder Betroffene selbst aktiv durch Reform seiner falschen Gewohnheiten beitragen. Dazu gehören vollwertige Ernährung, mehr Bewegung an der frischen Luft, Abhärtung und Entspannungstraining. Bis diese Maßnahmen helfen, können auch verschiedene Arzneimittel angezeigt sein.

Allgemeine Maßnahmen

Die folgenden Maßnahmen richten sich nicht speziell gegen die Wetterfühligkeit, sondern stabilisieren allgemein die körperliche und seelische Gesundheit. Das hat auch ein Nachlassen der Wetterfühligkeit zur Folge, weil die Selbstregulationsmechanismen des Organismus dadurch gestärkt werden. Zugleich beugt man vielen anderen Gesundheitsstörungen vor, die mit Fehlern der üblichen Ernährung und Lebensweise in Zusammenhang stehen.

Körperliches Training

Die Mehrzahl der Bewohner der westlichen Industrienationen lebt zu bewegungsarm und ist daher körperlich untrainiert. Dieser Zustand schwächt die Herz-, Kreislauf-, Atem-, Stoffwechsel- und Abwehrtätigkeit und wirkt sich auch ungünstig auf das Nervensystem und Seelenleben aus, schafft also einige Grundvoraussetzungen für Wetterfühligkeit und -empfindlichkeit. Eine erfolgreiche Behandlung ist daher ohne regelmäßige Abhärtung, körperliches Training und ausreichend Bewegung an der frischen Luft nur schwer möglich. Der häufige Einwand, daß man dazu keine Zeit findet, überzeugt nicht. Gerade wenn man unter hohem Zeit- und Leistungsdruck steht, muß für Ausgleich gesorgt werden. Der Zeitaufwand dafür ist nicht verloren, weil sich die Leistungsfähigkeit dadurch allmählich verbessert.

⇨ Die Grundlage des Bewegungsprogramms bildet tägliche Gymnastik. Ungeübte beginnen mit 1- bis 2mal je 5 Minuten Gymnastik am Tag; allmählich werden die Übungen auf mindestens 2mal je 10 Minuten ausgedehnt, damit man eine ausreichende Trainingswirkung erzielt. Zusätzlich kann man im Tagesverlauf noch zwischendurch kurz üben, um Verspannungen durch Zwangshaltungen und Fehlbelastungen auszugleichen.

Die Gymnastik darf nicht überfordern, sonst drohen Verletzungen. Insbesondere darf man als Ungeübter nie versuchen, den korrekten Ablauf einer Übung zu erzwingen. Es dauert einige Zeit, bis die »eingerosteten« Gelenke wieder beweglicher werden und die Übungen immer leichter gelingen.

Um den ganzen Körper zu beanspruchen, muß das Programm aus verschiedenen Übungen zusammengestellt werden. Sie sollen hauptsächlich die Bauch-, Rücken- und Fußmuskeln sowie die großen Gelenke der Glieder trainieren. Dazu wählt man aus einem guten Buch über Gymnastik die Übungen aus, die am besten gefallen. Von Zeit zu Zeit, wenn die gewohnten Übungen gut gelingen, geht man zu neuen über, damit das Training nicht zur Routine erstarrt. Auch im Turn- und Sportverein kann man Gymnastik unter fachlicher Anleitung erlernen.

Durch Gymnastik regt man mild die Herz-Kreislauf- und Stoffwechseltätigkeit an und harmonisiert das vegetative Nervensystem, was sich auch dem Seelenleben mitteilt. Dadurch wird die Anfälligkeit für Wetterreize schon vermindert, aber allein durch Gymnastik kann man sich auf Dauer nicht fit halten.

⇨ Ergänzt wird die Gymnastik durch Sport. Dazu geht man möglichst immer an die frische Luft, denn ihr Reiz trainiert zusätzlich die Anpassungsfähigkeit des Körpers an Wetterreize. Nur bei sehr schlechtem Wetter sollte man bei offenem Fenster in der Wohnung trainieren, zum Beispiel mit dem Zimmerfahrrad oder Heimrudergerät. Bei entsprechender Bekleidung gibt es aber eigentlich kein Wetter, bei dem man nicht ins Freie gehen könnte.

Es kommt nicht darauf an, vorübergehend Höchstleistungen zu erbringen, die unter Umständen überfordern und zu Verletzungen führen. Entscheidend ist das maßvolle, der persönlichen Leistungsfähigkeit angepaßte und vor allem regelmäßige Training der Ausdauer. Dazu eignen sich nicht alle Sportarten. In Frage kommen vor allem Dauerlauf in mäßigem Tempo, bei dem man sich noch unterhalten könnte, Radfahren und Schwimmen. Im höheren Alter können auch schon flotte Spaziergänge und Wanderungen ausreichen.

Die genannten Sportarten erfüllen optimal eine Grundforderung des gesunden Trainings, weil sie mehr als 1/7 aller Skelettmuskeln beanspruchen. Außerdem ist es wichtig, daß man die persönliche Leistungsfähigkeit beim Training zu 50 bis 70 Prozent fordert. Darüber gibt der Puls Auskunft, der sich bei Gesunden durch die Anstrengung auf 170 Schläge pro Minute

minus Lebensalter erhöhen soll, bei einem 30jährigen also auf 140, bei einem 50jährigen nur noch auf 120 Pulsschläge pro Minute.

Anfänger erreichen diesen Pulswert meist schon nach 5 bis 10 Minuten und beenden dann das Training. Im Lauf der Zeit bessert sich das Leistungsvermögen, und es dauert länger, bis sich der Puls entsprechend erhöht. Anzustreben sind mindestens 30 Minuten Sport für Geübte. Das erreicht man in der Regel wenn man mindestens 3mal wöchentlich trainiert.

Wer sich keinem Sportverein oder Lauftreff anschließen will, informiert sich am besten anhand geeigneter Bücher über die verschiedenen Sportarten und wählt dann die aus, die persönlich am meisten zusagen. Wer erst nach dem 30. bis 35. Lebensjahr wieder mit Sport beginnt, sollte sich vorher gründlich untersuchen lassen, damit Gesundheitsschäden erkannt und behandelt werden. Es gibt allerdings kaum eine Erkrankung, die ein maßvolles Ausdauertraining ständig verbietet, nur müssen bei Bedarf im Einzelfall verschiedene Einschränkungen beachtet werden.

Regelmäßig betriebener Sport stärkt Herz und Kreislauf, vertieft die Atmung, regt den Stoffwechsel und die Abwehrkräfte an, stabilisiert das Nervensystem und beeinflußt auch das Seelenleben günstig. Durch den Aufenthalt an der frischen Luft gewöhnt sich der Körper allmählich wieder an die Wettereinflüsse, seine Anpassungsfähigkeit an Wetterreize wird trainiert. Neben der Wetterfühligkeit beugt regelmäßiges Training auch noch vielen anderen Zivilisationskrankheiten vor, die oft mit Bewegungsmangel in Beziehung stehen. Zusammen mit der täglichen Gymnastik fördert man seine körperliche und seelische Gesundheit, gewinnt neues Selbstbewußtsein, mehr Lebensfreude und innere Harmonie. Besonders zu empfehlen ist das gemeinsame Training mit Angehörigen, Freunden und Kollegen, weil dabei

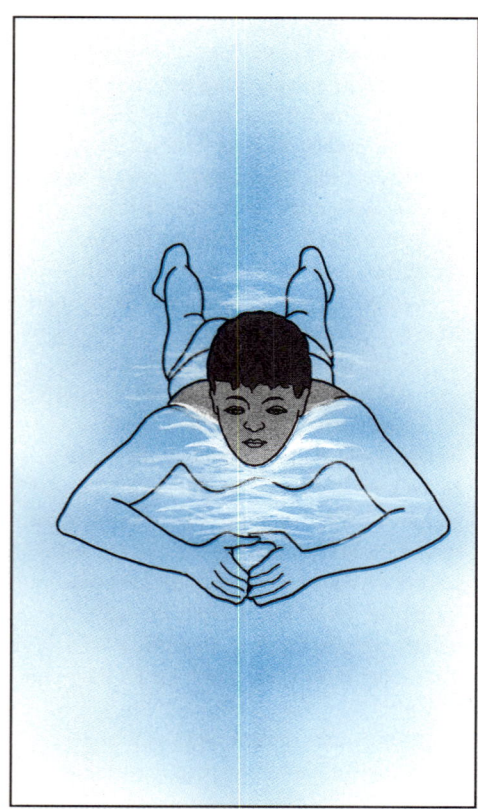

Regelmäßiges Schwimmen eignet sich zum Training der Ausdauer

gleichzeitig die sozialen Kontakte gepflegt werden, die heute im Alltag oft zu kurz kommen.

⇨ Zu den wichtigsten Ursachen der Wetterfühligkeit gehört der Verlust der körperlichen Anpassungsfähigkeit. Sie entsteht als Folge der unnatürlichen Lebens- und Ernährungsweise des heutigen Menschen, wodurch viele Umweltreize vermieden werden. Im Lauf der Zeit verlernt der Organismus, darauf zu reagieren, seine Anpassungsfähigkeit verkümmert. Da man den Reizen der natürlichen Umwelt aber nicht immer ausweichen kann, kommt es, wenn man von solchen Reizen getroffen wird, leicht zu Gesundheitsstörungen, zu denen auch die Wetterfühligkeit und -empfindlichkeit gehören. Schon ausreichende Bewegung an der frischen Luft wirkt dem entgegen. Daneben gibt es spezielle Maßnahmen zur Abhärtung, die neben dem Bewegungsprogramm regelmäßig durchgeführt werden sollten. Besonders gut bewährt haben sich einfache Kneippsche Wasseranwendungen, Luft-, Sonnenbäder und die Sauna. Ein Teil der Wasseranwendungen darf nur nach fachmännischer Anweisung durchgeführt werden, einige kann nur der medizinische Bademeister anwenden. Zur häuslichen Selbsthilfe eignen sich lediglich einfache Anwendungen, die auch keine zu starken Reaktionen hervorrufen. Bei regelmäßiger Durchführung bessern sie die Wetterfühligkeit deutlich. Diese Wirkung kommt durch Stärkung des Abwehrsystems, Anregung der Herz-Kreislauf- und Stoffwechseltätigkeit, Harmonisierung des vegetativen Nervensystems und Seelenlebens zustande. Die folgenden Anwendungen eignen sich besonders gut zur Selbsthilfe:

⇨ Wassertreten
Zum Wassertreten füllt man die Badewanne ungefähr bis zur Wadenmitte mit kaltem Wasser und geht etwa 2 Minuten darin auf und ab; bei jedem Schritt hebt man einen Fuß ganz aus dem Wasser.

Danach frottiert man kräftig trocken und macht einige gymnastische Übungen. Bei Anwendung am Abend erleichtert Wassertreten auch das bei Wetterfühligkeit oft gestörte Einschlafen.

⇨ Fußbad
Beim Fußbad reicht das Wasser, das man in große Eimer oder spezielle Wannen füllt, ebenfalls ungefähr bis zur Wadenmitte. Die irreführende Bezeichnung Fußbad hat sich seit Kneipp eingebürgert, in dessen Allgäuer Heimat man das ganze Bein als Fuß bezeichnete.
Zum kalten Fußbad taucht man im Sitzen beide Beine gleichzeitig für 5 bis 10 Sekunden ins Wasser, dann frottiert man kräftig trocken. Für das Wechselfußbad benötigt man je eine Wanne mit warmem und kaltem Wasser. Im warmen Wasser badet man 3 Minuten lang, dann wechselt man für 5 bis 10 Sekunden ins kalte Wasser und kehrt wieder für 3 Minuten ins warme zurück; insgesamt wechselt man so 2- bis 3mal zwischen warm und kalt, beendet wird immer kalt und danach kräftig abfrottiert. Nach dem Fußbad treibt man etwas Gymnastik.

⇨ Abreibung
Zur Abreibung wird der unbekleidete, vorher durch Gymnastik gut erwärmte Körper in ein naßkaltes Leinentuch gehüllt. Die Hände legt man fest auf das Tuch (am besten läßt man sich von einer vertrauten Person abreiben, weil man selbst nicht alle Körperpartien erreichen kann) und reibt in folgender Reihenfolge ab: rechter Handrücken, außen am Arm empor zur Schulter, innen am Arm zurück zur Hand, wobei gleichzeitig die rechte Brustseite abgerieben wird, rechte Rückenhälfte; linker Oberkörper in gleicher Weise; rechter Fuß, außen am Bein hinauf zur Hüfte, innen am Bein zurück zum Fuß, rechte Fußsohle; am linken Bein in gleicher Weise; zum Schluß Gesäß und Rumpf. Die milde Anwendung soll innerhalb von 5 Minuten beendet sein, danach frottiert

man kräftig trocken und treibt etwas Gymnastik. Abreibungen sind zumindest am Morgen zu empfehlen.

Die Sauna wirkt durch den Wechsel zwischen feuchtheißer Innenluft und kälterer Außenluft oder kaltem Wasser besonders gut abhärtend. Dadurch wird vor allem die Regulation der Blutgefäße trainiert und der Stoffwechsel angeregt. Bei regelmäßigem Saunabesuch werden die Reaktionen auf Wetterreize bald schwächer, weil die Anpassungsfähigkeit des Organismus wieder besser funktioniert.

Da der Saunabesuch aber eine erhebliche Belastung darstellt, kommt er nicht für jeden in Frage. Bei Herz-Gefäß-Krankheiten, Kreislaufstörungen, Bluthochdruck, Neigung zur übermäßigen Blutgerinnung und Nierensteinen muß unbedingt der Therapeut befragt werden. Grundsätzlich nicht erlaubt sind Saunabesuche bei Fieber und Lungentuberkulose.

Die beste Zeit für den Saunabesuch ist der frühe Abend. Da in den ersten beiden Stunden nach dem Essen vermehrt Herz-Kreislauf-Störungen beim Saunen auftreten, sollte die letzte Mahlzeit länger zurückliegen.

Anfänger beschränken sich zunächst auf 5 bis 8 Minuten in der Sauna, gehen dann kurz ins kalte Bad oder an die kühlere Luft und ruhen danach noch eine halbe Stunde. Später wird der Saunabesuch auf 2 bis 3 Gänge von je 10 bis 15 Minuten Dauer ausgedehnt, zwischen denen man jeweils kurz ins kühle Bad oder an die kühlere Außenluft geht. Auch Geübte müssen danach mindestens 30 Minuten ruhen, um unerwünschte Herz-Kreislauf-Reaktionen zu vermeiden.

Als natürliche Reize, die sich mit dem Wetter verändern, tragen frische Luft und Sonne viel mit zur Besserung der Wetterfühligkeit bei. Sie regen vor allem die Herz-Kreislauf- und Stoffwechseltätigkeit an, harmonisieren das vegetative Nervensystem und Seelenleben. Sonnenlicht wirkt außerdem in noch nicht endgültig geklärter Weise auf Hirnzentren und Botenstoffe (Neurotransmitter) im Gehirn, die an der Wetterfühligkeit beteiligt sind.

Schon durch ausreichende Bewegung im Freien erhält man genügend Luft und Sonne. Verbessern läßt sich die Wirkung, wenn man regelmäßig Luft- und Sonnenbäder durchführt. An beides muß man sich allmählich gewöhnen, sonst kommt es zu unerwünschten Begleiterscheinungen. An Luftbäder gewöhnt man sich, indem man sich zunächst 2mal am Tag je 30 Minuten unbekleidet im warmen, bei kühlem Wetter beheizten Raum aufhält. Sobald das gut vertragen wird, verstärkt man den Reiz in der kühleren Jahreszeit, indem man die Heizung des Raumes abdreht und nach Gewöhnung daran das Fenster des ungeheizten Raumes öffnet. Außerhalb der Heizperiode öffnet man natürlich gleich das Fenster. Wenn man sich auch daran gewöhnt hat, geht man zum Luftbad ins Freie.

Die Dauer des Luftbads im Freien richtet sich nach den Temperaturen. Bei Frost können sich auch gut Trainierte nur kurz unbekleidet an der frischen Luft aufhalten, bei wärmerem Wetter dehnt man das Luftbad auf 1- bis 2mal täglich je eine halbe Stunde aus.

Beim Sonnenbaden fördern ultraviolette Sonnenstrahlen die Gesundheit, im Übermaß können sie aber auch viel schaden; schlimmstenfalls entsteht dadurch Hautkrebs. Deshalb gewöhnt man sich vorsichtig an den Reiz der Strahlung. Am ersten

Abbildung 1:
Im winterlichen Hochdruckgebiet
Abbildung 2:
Die Vorderseite eines Tiefs
Abbildung 3:
Im Bereich eines Warmfrontdurchganges
Abbildung 4:
Im Warmsektor eines Tiefs

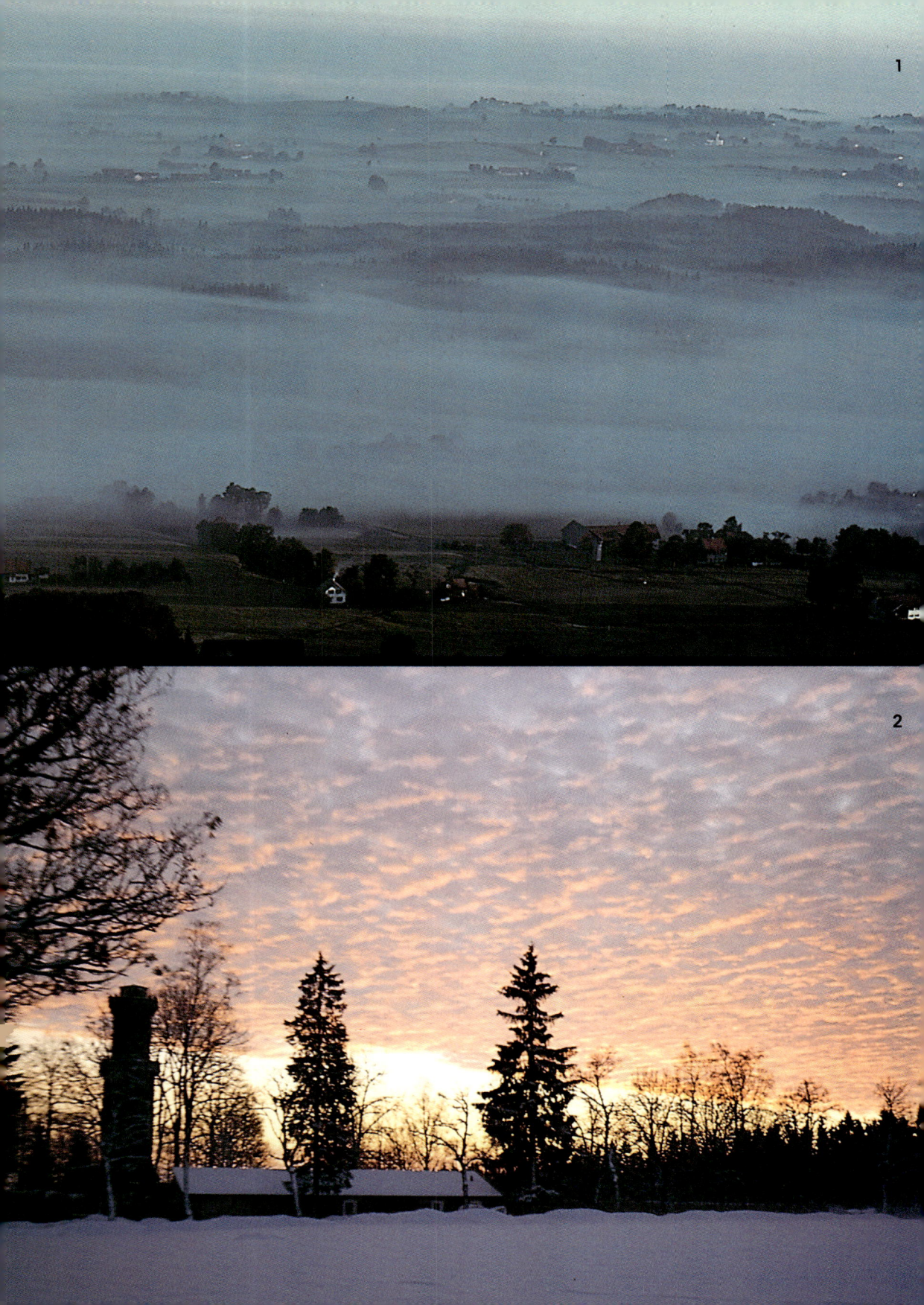

1

2

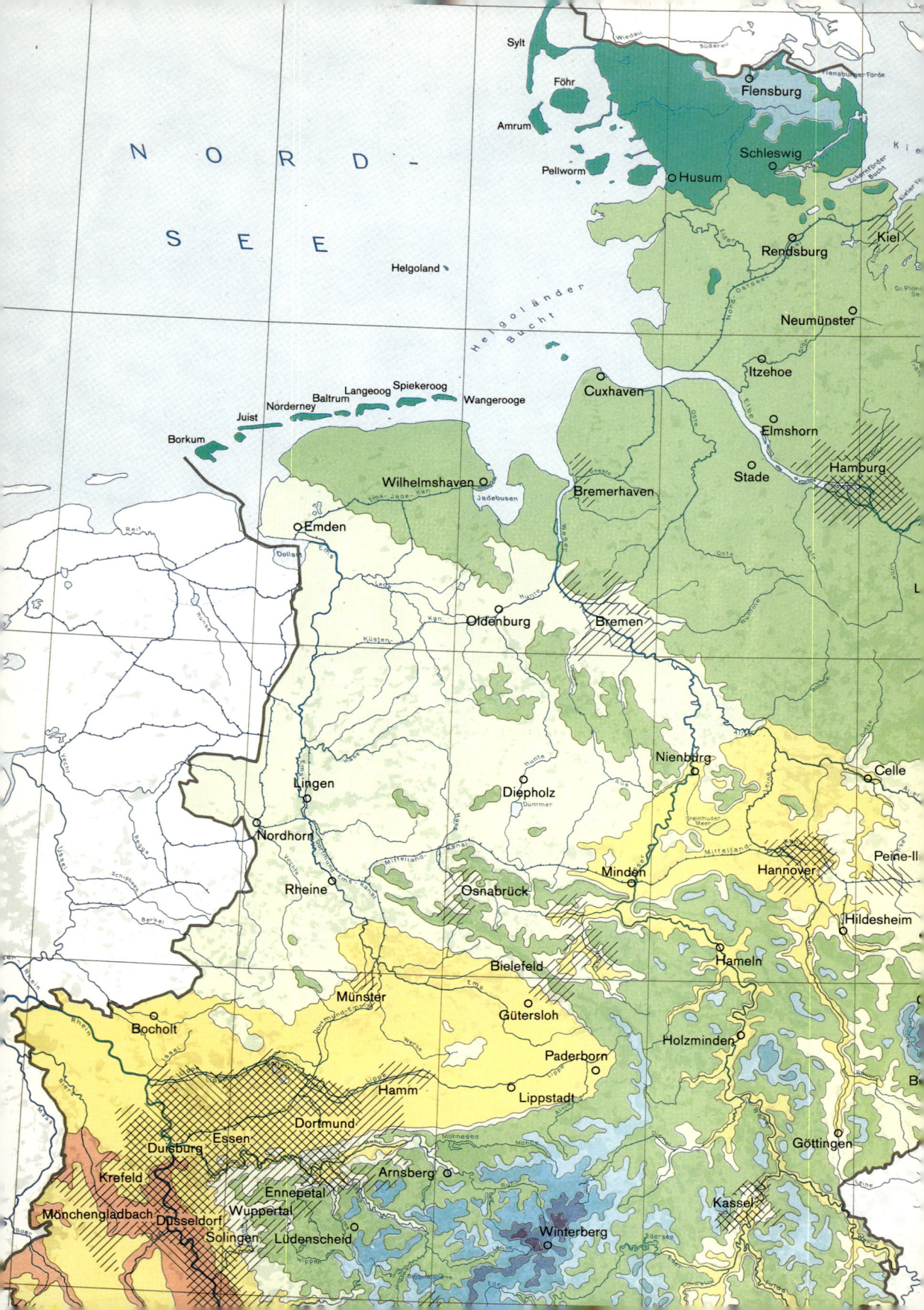

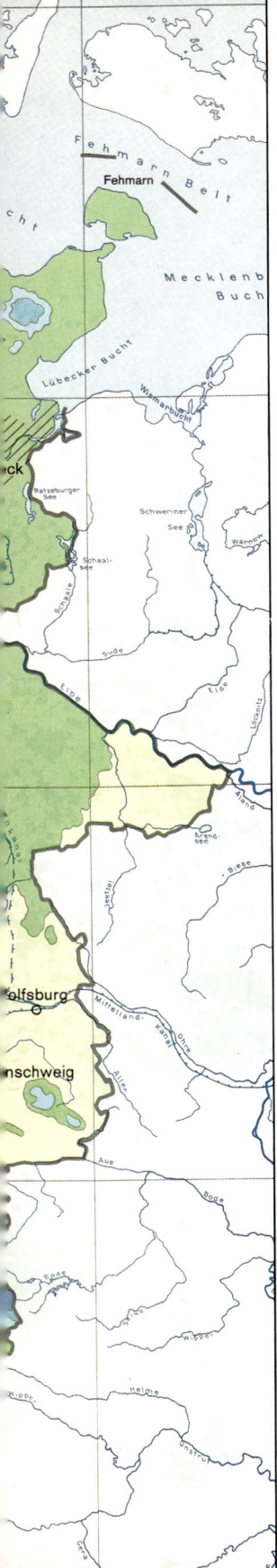

Das Bioklima

in der Bundesrepublik Deutschland

Beilage zum Deutschen Bäderkalender
Herausgeber: Deutscher Bäderverband, Bonn – Verlag: Flöttmann Verlag, Gütersloh

Bioklimatologische Bewertung

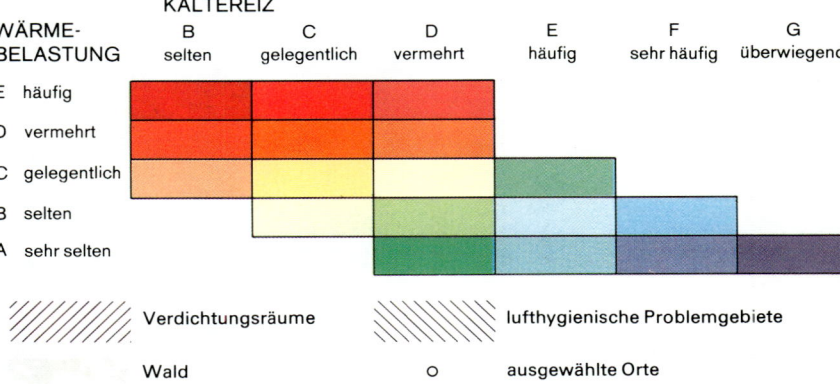

KÄLTEREIZ

WÄRME-BELASTUNG	B selten	C gelegentlich	D vermehrt	E häufig	F sehr häufig	G überwiegend
E häufig						
D vermehrt						
C gelegentlich						
B selten						
A sehr selten						

///// Verdichtungsräume   \\\\\ lufthygienische Problemgebiete

Wald   o   ausgewählte Orte

Erläuterung

Gesundheit, Wohlbefinden und Leistungsfähigkeit des Menschen werden auch von den meteorologischen Umweltbedingungen beeinflußt. Da der menschliche Wärmehaushalt davon am stärksten betroffen ist, soll die Bioklimakarte anhand der hierfür wichtigsten klimatischen Bedingungen Aussagen über die Gunst oder Ungunst des Bioklimas von Orten und Landschaften liefern. Die Anpassung erfolgt wesentlich über das Thermoregulationssystem, welches die Wärmeabgabe über Veränderungen der Durchblutung der Körperschale mit verstärktem Schwitzen bei Wärme bzw. einer Erhöhung des Energieumsatzes z.B. durch Zittern bei Kälte steuert. Die Wärmeregulation belastet also Stoffwechsel, Herz-Kreislauf-System und Atmung. Durch Kältereize läßt sich die Regulationsfähigkeit des Organismus trainieren (Klimatherapie). Die physiologische Anpassung wird durch Verhaltensweisen unterstützt. So können Kältereize durch geeignete Bekleidung oder Aufsuchen von geschützten Bereichen (Liegehalle, Strandkorb, Wald u.ä.) im allgemeinen vermindert werden, während bei Wärmebelastung die Anpassungsmöglichkeiten begrenzt sind.

Die meteorologischen Bedingungen der Wärmeabgabe ergeben sich aus der gleichzeitigen Wirkung von Lufttemperatur, Luftfeuchte, Windgeschwindigkeit sowie kurz- und langwelliger Strahlung (direkte und diffuse Sonnenstrahlung, kurzwellige Reflexstrahlung, Wärmestrahlung von Atmosphäre und Oberflächen der Umgebung). Der Mensch paßt sich über die Variation seiner Bekleidung im Jahresgang weitgehend an die thermischen Umgebungsbedingungen an. Im gemäßigten Klima Mitteleuropas herrschen während einer großen Anzahl von Tagen im Jahr für die Bewohner thermisch indifferente Bedingungen, so daß bei angepaßtem Verhalten optimale Behaglichkeit erreicht werden kann. Zur Charakterisierung von Räumen nach der Stärke der biometeorologischen Anforderungen an die Thermoregulation des Organismus wird die Häufigkeit des Auftretens von „Wärmebelastung" im Sommerhalbjahr und von „Kältereizen" im Winterhalbjahr trotz jeweils angepaßter Bekleidung benutzt. Große Häufigkeiten bedeuten, daß diese Bioklimate auch im Durchschnitt „wärmer" bzw. „kälter" sind. In der Übergangsjahreszeit (Frühjahr, Herbst) sind Kältereize und Wärmebelastung gegenüber der Darstellung dieser Karte deutlich vermindert. Die Unterschiede im Bioklima zwischen benachbarten Klassen sollte aber nicht überbewertet werden.

Wärmebelastung: hauptsächlich bei sommerlichen, strahlungsreichen Hochdruckwetterlagen mit hoher Temperatur, hoher Feuchte und geringer Luftbewegung.

Kältereize: bei niedriger Temperatur, erhöhter Windgeschwindigkeit und starker Bewölkung.

Kleinräumige Modifikation des Bioklimas durch Geländeform und Landnutzung:
– Niederungen und Tallagen: geringe Durchlüftung, Inversionsbildung, im Winter häufig Nebel. Bei vorhandenen Schadstoffquellen (Industrie, Gewerbe, Hausbrand, Verkehr) lufthygienische Belastung (Smog)
– Kuppen: windexponiert und strahlungsreich
– Küstenbereich: reizstärkere Bedingungen im Strandbereich, abgeschwächt hinter den Dünen
– Sonnen- und Schattenlagen: thermische Gegensätze von Wald- und Freiflächen oder innerhalb von Straßenschluchten
– Waldklima: ausgeglichene Bedingungen im Tages- und Jahresgang auf relativ kühlem Niveau
– Stadtklima: im Winterhalbjahr durch höhere Lufttemperaturen und geringere Windgeschwindigkeiten im Vergleich zum Umland weniger Kältereize; im Sommer im Einfluß von direkter Sonneneinstrahlung häufiger intensive Wärmebelastung.

Die Klimaverträglichkeit der Menschen ist unterschiedlich ausgeprägt und hängt ab von Alter, Geschlecht, Konstitution, Reaktionstyp, Gesundheitszustand und Akklimatisationsgrad; auch Stimmungen und Erwartungen können eine Rolle spielen. Die Bioklimakarte erlaubt deshalb, entsprechend den persönlichen Wünschen und Vorstellungen für Zwecke der Erholung, der Rekonvaleszenz oder der Dauerwohnsitzes unter Berücksichtigung des Jahresablaufes das „geeignete" (oder auch das am wenigsten ungeeignete) Bioklima auszusuchen. Bei einem Klimawechsel ist zu beachten, daß der Klimareiz auch im Kontrast zum gewohnten Bioklima des Heimatortes liegt.

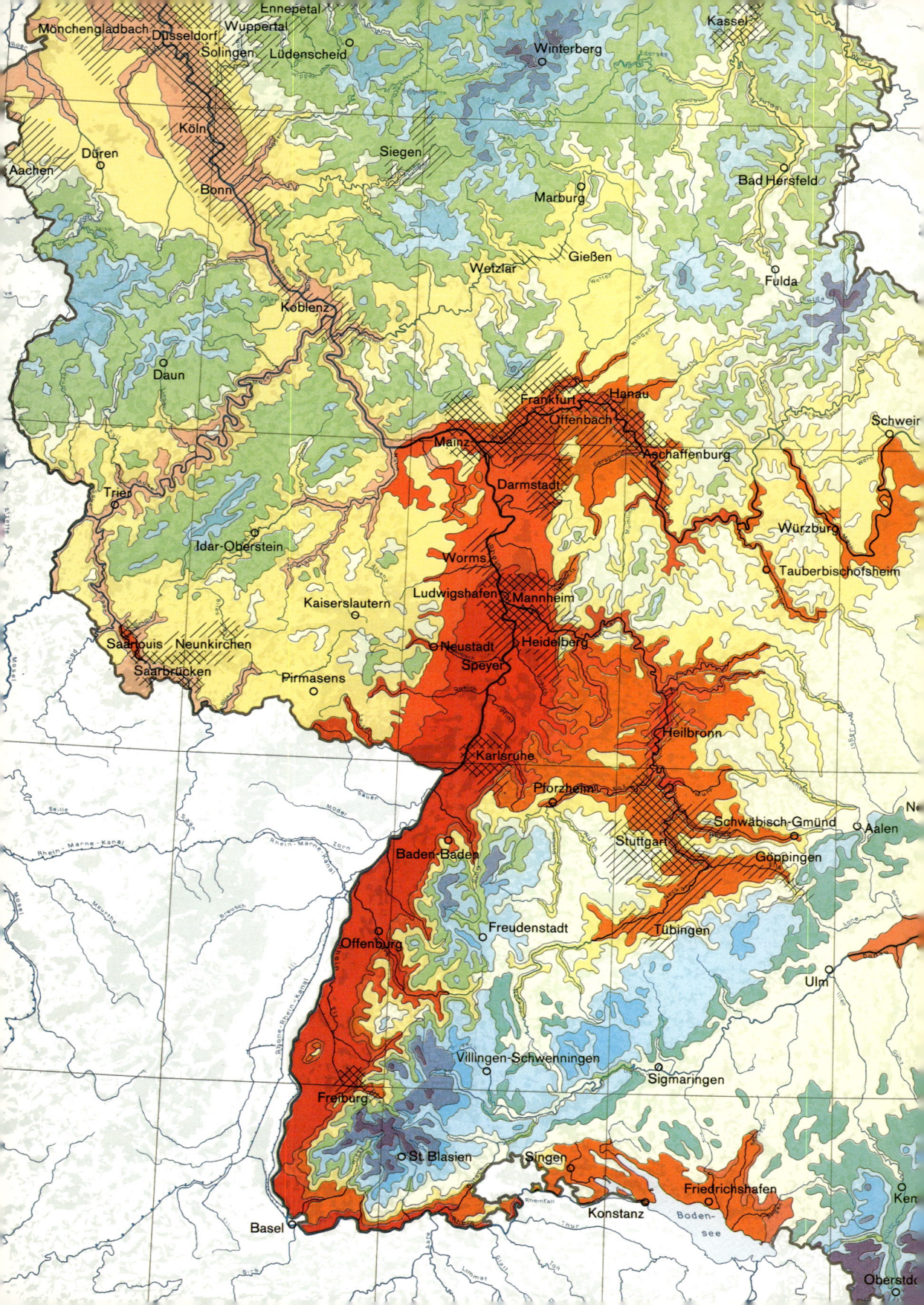

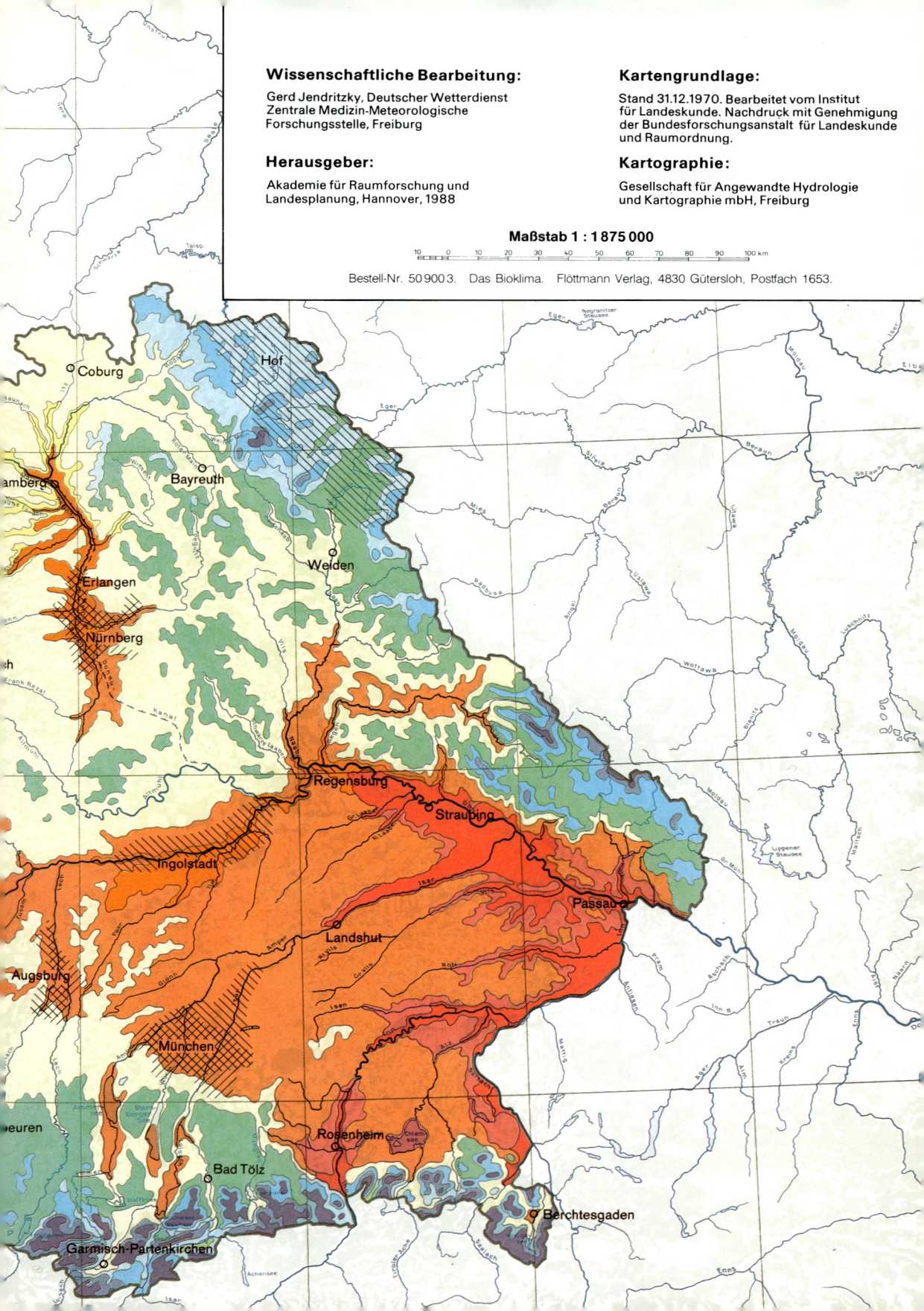

Wissenschaftliche Bearbeitung:

Gerd Jendritzky, Deutscher Wetterdienst
Zentrale Medizin-Meteorologische
Forschungsstelle, Freiburg

Herausgeber:

Akademie für Raumforschung und
Landesplanung, Hannover, 1988

Kartengrundlage:

Stand 31.12.1970. Bearbeitet vom Institut
für Landeskunde. Nachdruck mit Genehmigung
der Bundesforschungsanstalt für Landeskunde
und Raumordnung.

Kartographie:

Gesellschaft für Angewandte Hydrologie
und Kartographie mbH, Freiburg

Maßstab 1 : 1 875 000

10   0   10   20   30   40   50   60   70   80   90   100 km

Bestell-Nr. 50 900 3.   Das Bioklima.   Flöttmann Verlag, 4830 Gütersloh, Postfach 1653.

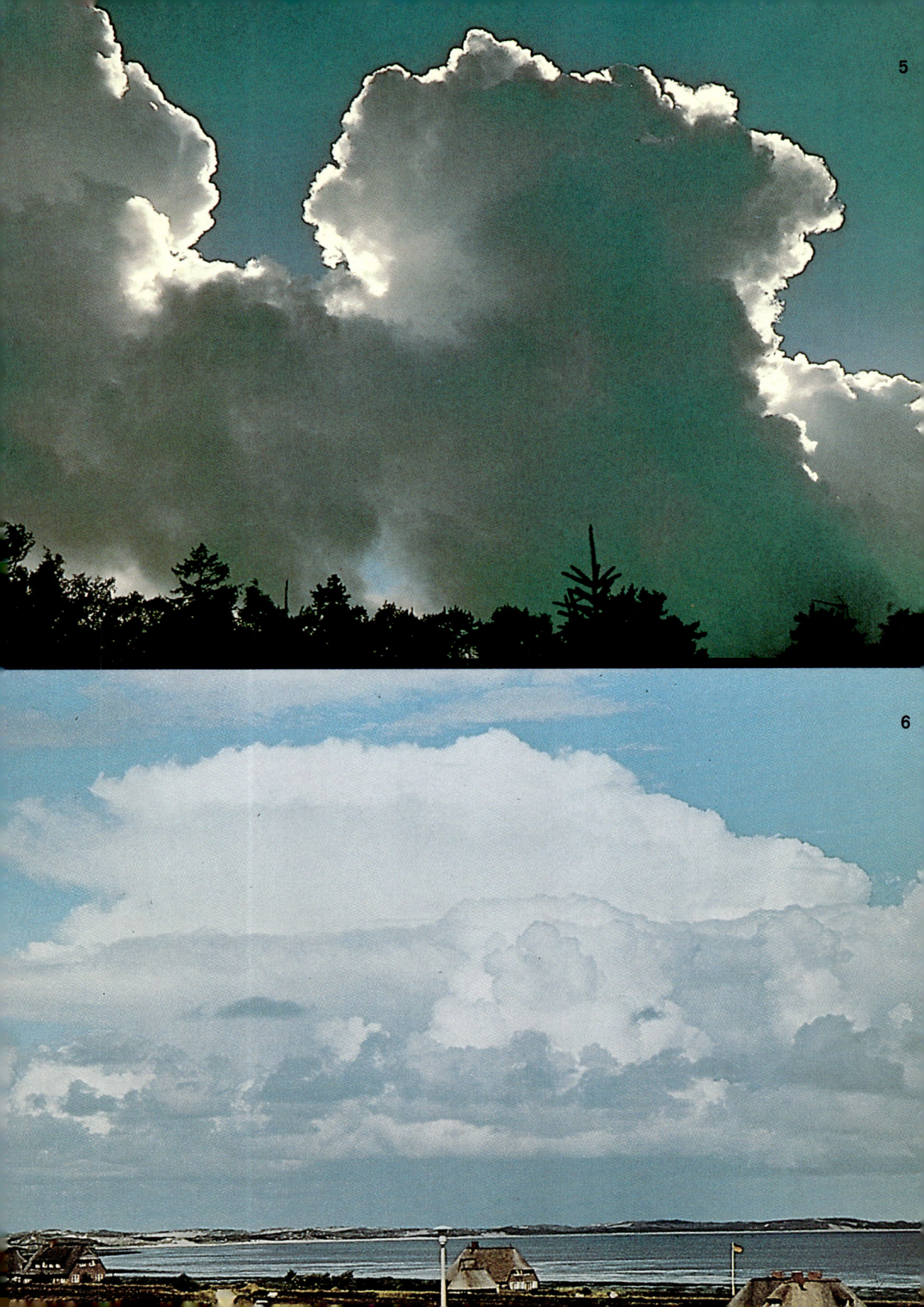

5

6

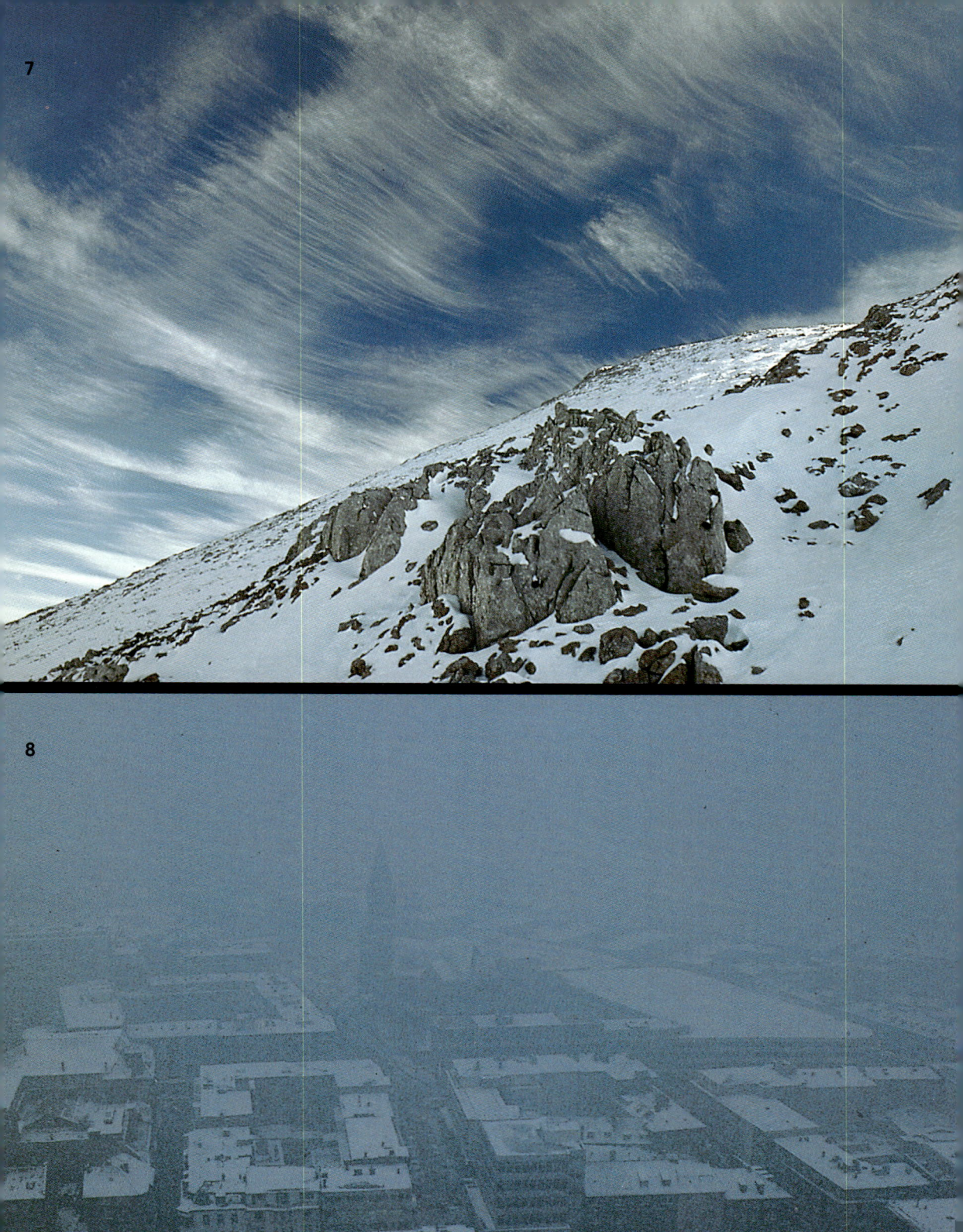

7

8

Tag werden nur je 5 Minuten die Vorder- und Rückseiten der Füße und Unterschenkel, am zweiten Tag je 10 Minuten die Vorder- und Rückseiten der Füße, Unter- und Oberschenkel der Sonne ausgesetzt. Am dritten Tag läßt man die Sonne zusätzlich auf den Bauch, am vierten Tag auch noch auf den Rücken scheinen. Ab dem fünften Tag kann man täglich je 15 Minuten lang die Vorder- und Rückseite des ganzen Körpers sonnen und langsam bis auf je 1 Stunde für die Körpervorder- und Rückseite erhöhen. Länger sollte man sich der Sonne grundsätzlich nicht aussetzen. Ob bei dieser vorsichtigen Gewöhnung ein Sonnenschutzmittel notwendig ist, hängt von der persönlichen Empfindlichkeit ab. Solche Mittel können unter Umständen allergische Reaktionen provozieren, deshalb ist Vorsicht geboten. Kopf, Nacken und Augen müssen auf jeden Fall durch Hüte, Tücher und Sonnenbrille vor praller Sonne geschützt werden.
Bei längeren Schlechtwetterperioden und in der sonnenarmen Jahreszeit können Höhensonne oder Solarien das natürliche Sonnenlicht ersetzen. Dafür gelten die Gebrauchsanweisungen der Hersteller.

Entspannungstherapien

Das vegetative Nervensystem, die eng mit ihm zusammenwirkenden Hormondrüsen und das Seelenleben reagieren auf Wettereinflüsse besonders stark. Umgekehrt können Störungen in diesem Bereich vor allem bei nervösen, streßgeplagten und seelisch kranken Menschen Wetterfühligkeit und -empfindlichkeit begünstigen.

Abbildung 5:
Im Bereich einer Kaltfront
Abbildung 6:
Auf der Rückseite der Kaltfront
Abbildung 7:
Föhnwetterlage
Abbildung 8:
Smog-Wetterlage

Nicht alle diese Faktoren kann man aus eigener Kraft bewältigen, ernstere seelische Störungen erfordern oft eine Psychotherapie. Regelmäßiges Entspannungstraining ist aber fast immer angezeigt, um die Symptome der Wetterfühligkeit zu mildern. Bei anhaltend hohem Streß soll außerdem ein Anti-Streß-Training durchgeführt werden.

⇨ Das Anfang der dreißiger Jahre von Johann Heinrich Schultz eingeführte Entspannungstraining eignet sich wegen seines systematischen Aufbaus besonders gut zur Selbsthilfe. Erlernen sollte man es aber möglichst im Einzel- oder Gruppenkurs beim Fachmann, zur Not genügt dazu aber auch ein gutes Buch oder eine Tonkassette.
Autogenes Training besteht aus sechs Grundübungen, die Schritt für Schritt den ganzen Körper entspannen. Die tiefe Entspannung wird durch die Vorstellung von Ruhe, Schwere, Wärme und anderen Zuständen herbeigeführt. Allein dadurch können leichtere Symptome der Wetterfühligkeit, vor allem nervöse Unruhe, Gereiztheit, Schlafstörungen, Schmerzzustände, Herz-Kreislauf- und Atemstörungen, oft schon günstig beeinflußt werden. Genügt die Entspannung nicht, kann man sich zusätzlich selbst positiv beeinflussen. Die Autosuggestionsformeln, die sich gezielt gegen die verschiedenen Symptome der Wetterfühligkeit richten, werden in tiefer Entspannung besser vom Unbewußten aufgenommen und gehen daraus nach einiger Zeit in Erfüllung. Mit dem autogenen Training steht wetterfühligen Menschen ein Heilmittel zur Verfügung, das sie jederzeit zur Linderung akuter Beschwerden gefahrlos einsetzen können. Im Lauf der Zeit lassen die wetterabhängigen Symptome meist deutlich nach, weil sich die seelisch-nervösen Funktionen stabilisieren und harmonisieren, vorausgesetzt, daß jeden Tag mindestens 1- bis 2mal geübt wird.

⇨ Autogenes Training ist bei uns zwar die gebräuchlichste Entspannungsmethode, sagt aber nicht jedem zu. Dann sollte man sich nicht dazu zwingen, sondern nach einer anderen Entspannungsmethode, zum Beispiel Yoga, üben, das man inzwischen überall in Kursen erlernen kann. Yoga führt durch Meditation zur inneren Harmonie und zum Einklang mit der Umwelt, Fortgeschrittene streben darüber hinaus nach Bewußtseinserweiterung, die das ganze Leben grundlegend verändern kann. Dabei besteht aber auch die Gefahr der Realitätsflucht, denn Yoga beruht auf einem religiös-weltanschaulichen Fundament, das dem westlichen Kulturkreis fremd ist. Bei regelmäßiger Yoga-Meditation erreicht man ähnlich gute Wirkungen wie durch autogenes Training.

Seit einiger Zeit gewinnt die aus USA stammende progressive Relaxation bei uns immer mehr Bedeutung. Im Prinzip unterscheidet sie sich nicht wesentlich vom autogenen Training. Der einzige Unterschied besteht darin, daß man sich die Übungszustände nicht nur vorstellt, sondern bewußt erlebt, indem man die Muskeln anspannt und wieder lockert. Das hilft vor allem denjenigen, die sich allein durch Vorstellungen nicht richtig entspannen können.

Daneben gibt es noch andere Entspannungstechniken, die aber weniger bekannt sind und deshalb nicht mehr beschrieben werden sollen. Wenn man einen Therapeuten findet, bei dem man eine davon erlernen kann, eignen auch sie sich gut, um die Wetterfühligkeit zu mildern. Vorteile im Vergleich zum autogenen Training bieten sie aber nicht.

⇨ Zu hoher oder lange unvermindert anhaltender körperlicher und seelisch-nervöser Streß bedeutet eine erhebliche Belastung, die durch ein Anti-Streß-Programm gemildert werden sollte. Vor allem das Herz-Kreislauf-System, das Abwehrsystem und das harmonische Zusammenspiel des sympathischen und parasympathischen Anteils des vegetativen Nervensystems werden dadurch unter Umständen empfindlich gestört. Außerdem kann der Hormonhaushalt durcheinandergeraten; vor allem die Nebennieren, die verschiedene Hormone produzieren, spielen bei der Streßbewältigung eine wichtige Rolle. Wetterfühligkeit kann als eine Folge der negativen Streßfaktoren auftreten.

Das Anti-Streß-Training darf aber nicht versuchen, jeglichen Streß zu vermeiden, denn im rechten Maß ist er nützlich, sogar lebenswichtig. Vielmehr geht es darum, unnötigen Streß im privaten und beruflichen Leben abzubauen, die unwillkürlich ablaufenden Streßreaktionen indirekt zu kontrollieren und sich gegen den unvermeidlichen Streß abzuhärten.

Um unnötigen Streß zu erkennen, unterzieht man streßträchtige Gewohnheiten und Situationen zunächst einer selbstkritischen Prüfung. Dann geht man daran, alle vermeidbaren Belastungen konsequent abzubauen. Dazu gibt es genug Möglichkeiten, seien es nun kleine Konflikte im privaten Lebensbereich oder unnötige Aufgaben, die man sich im Beruf aufbürdet oder aufladen läßt, um vielleicht die eigene Unentbehrlichkeit zu unterstreichen. Auch wenn sich oft nicht alle diese Streßfaktoren beseitigen lassen, kann man die Belastung mit etwas Überlegung doch wenigstens verringern.

Zur Kontrolle der unwillkürlichen körperlichen und seelisch-nervösen Streßreaktionen eignet sich autogenes Training oder eine andere Entspannungsmethode gut. Bei ausreichender Übung kann man dadurch verhindern, daß die Streßantworten die Gesundheit gefährden.

Die Abhärtung gegen Streß soll alle Funktionen, die an Streßreaktionen beteiligt sind, harmonisieren und stärken. In erster Linie gilt das für das vegetative Nervensystem, das vom Streß besonders oft betroffen ist. Durch ausreichende Bewegung an der frischen Luft, kalte Wasseranwendungen und andere, bereits beschriebene abhärtende Maßnahmen gelingt es, den Körper so zu trainieren, daß er auch hohen Streß über längere Zeit gut verkraften kann.

Wenn man diese drei Maßnahmen konsequent täglich durchführt, baut man allmählich unnötigen Streß ab und erträgt die unausweichlichen Belastungen so gut, daß sie keine Gefahr mehr bedeuten. Dann geht auch die Wetterfühligkeit oder -empfindlichkeit zurück, und viele andere Krankheitsrisiken, die mit Streß in Verbindung stehen, werden beseitigt.

Ausgewogene Ernährung

Ob ein direkter Zusammenhang zwischen Ernährung und Wetterfühligkeit besteht, ist bisher noch ungeklärt. Man weiß aber, daß die Ernährung zum Beispiel Einfluß auf die Botenstoffe (Neurotransmitter) im Gehirn und auf das Säure-Basen-Gleichgewicht nimmt; vor allem unsere Zivilisationskost mit ihrem zu hohen Anteil an tierischen Nahrungsmitteln kann den Säure-Basen-Haushalt stören und dadurch vor allem zu den seelisch-nervösen Symptomen der Wetterfühligkeit beitragen. Während es sich bei den bisherigen Überlegungen vorwiegend um Theorien handelt, die noch nicht ausreichend gesichert sind, steht die indirekte Beziehung zwischen falscher Kost und Wetterfühligkeit außer Frage. Die übliche Fehlernährung begünstigt eine Reihe von Zivilisationskrankheiten, die zur Wetterfühligkeit beitragen und durch Wetterreize verschlimmert werden. Dazu gehören vor allem rheumatische Erkrankungen, Herz-Gefäß-Leiden, Verdauungs- und Stoffwechselstörungen, Abwehrschwäche und Vitalstoffmangel. Die Veränderung falscher Ernährungsgewohnheiten bildet deshalb eine der Voraussetzungen zur erfolgreichen Behandlung bei Wetterbeschwerden.

Gesunde Kost muß keineswegs, wie ein verbreitetes Vorurteil immer noch behauptet, langweilig, umständlich und teuer sein. Ein Blick in ein Vollwertkochbuch zeigt, daß man sich abwechslungsreich, schmackhaft und trotzdem gesund ernähren kann. Dazu müssen die Ernährungsgewohnheiten nicht völlig verändert werden, es genügt, einige wesentliche Fehler konsequent zu vermeiden. Dazu gehören:

⇨ eine ausreichend vitalstoffreiche Rohkost
Durch Erhitzen der Nahrung wird ihr Gehalt an Vitalstoffen verringert. Zum Teil läßt sich das Erhitzen nicht umgehen, weil viele Nahrungsmittel sonst nicht genießbar wären. Der Verlust an Vitalstoffen muß durch ausreichend pflanzliche Rohkost ausgeglichen werden, sonst stellen sich auch bei kalorienmäßig ausreichender Ernährung unweigerlich Mangelzustände ein. Der Rohkostanteil soll mindestens 30 Prozent der täglichen Nahrungsmenge ausmachen, besser bis zu 50 Prozent, neben Obst und Salaten, die immer roh verzehrt werden, können auch Gemüse und Getreideprodukte teilweise roh verwendet werden, nicht zu vergessen die Obst-, Gemüse- und Kräutersäfte als »flüssige« Rohkost;
⇨ die Vermeidung »leerer« Kohlenhydrate
Obst und Gemüse weisen einen natürlichen, relativ hohen Gehalt an Vitalstoffen auf, viele der aus ihnen industriell hergestellten Produkte sind aber fast frei davon. Sie führen dem Körper praktisch nur noch Kalorien zu. Das führt zu Mangelzuständen und begünstigt Übergewicht. In der gesunden Kost haben solche »leeren« Kohlenhydrate grundsätzlich nichts zu suchen. Zwar wird man nicht gleich krank, wenn man gelegentlich einmal aus besonderem Anlaß Zucker, Schokolade, andere Süßigkeiten, Back- und Teigwaren aus weißem Mehl und ähnliche, »leere« Kal-

orienträger verzehrt, aber das sollte die Ausnahme bleiben. Das Bedürfnis vieler Menschen auf Süßes kann gesünder, zum Beispiel durch Obst und Honig, gestillt werden;

⇨ verminderter Verzehr tierischer Nahrungsmittel und Fette

Tierische Nahrung und Fette stehen in der üblichen Kost im Vordergrund. Das trägt zu verschiedenen Gesundheitsstörungen bei; unter anderem werden dadurch wahrscheinlich rheumatische Erkrankungen, Herz-Kreislauf- und Atemstörungen, Nervosität und Gereiztheit gefördert, die dann durch Wetterreize weiter verschlimmert werden. In der Vollwertkost spielen solche Nahrungsmittel nur eine untergeordnete Rolle als Beilagen zu pflanzlichen Speisen. Man könnte auch ganz darauf verzichten und sich streng vegetarisch ernähren, aber das ist nicht jedermanns Geschmack. Am besten verzehrt man Fleisch und Wurstwaren nicht häufiger als einmal täglich, besser nur 3- bis 4mal wöchentlich. Dabei bevorzugt man fettarme Produkte, um die tägliche Fettzufuhr von durchschnittlich 100 bis 130 Gramm auf das verträgliche Maß von 60 Gramm zu verringern. Auch mit Käse und Eiern, die ebenfalls zu den tierischen Nahrungsmitteln gehören, geht man sparsam um. Bevorzugt verwendet man in der gesunden Küche von den tierischen Nahrungsmitteln die gesäuerten Milchprodukte (wie Joghurt, Quark, Kefir, Sauermilch), die für die Gesundheit wichtig sind;

⇨ die Verwendung rückstandsarmer Lebensmittel

Seit das Umweltbewußtsein gestiegen ist, nimmt auch das Angebot an Nahrungsmitteln aus biologischem Anbau und naturgemäßer Tierhaltung deutlich zu. Zwar fällt es immer noch schwer, den gesamten Bedarf daraus zu decken, aber wenigstens ein Teil der Nahrung sollte so rückstandsarm wie möglich sein. Neben Umweltschadstoffen, die als Rückstände in den

Nahrungsmitteln enthalten sein können, müssen auch unnötige Aroma- und Farbstoffe, Konservierungsmittel und ähnliche Zusätze vermieden werden – auch wenn sie offiziell zugelassen sind. Sie dienen der Gesundheit sicherlich nicht;

⇨ die schonende Zubereitung der Nahrungsmittel

Der Wert der gesundheitsbewußt zusammengestellten Kost kann durch falsche Zubereitung wieder vermindert werden. Das gilt zum Beispiel für unnötig langes Garen und zu reichlichen Fettverbrauch bei der Zubereitung. Die kurze, schonende Zubereitung wird heute durch verschiedene küchentechnische Hilfen erleichtert; hervorzuheben sind vor allem Dampf- und Ton(Römer-)kochtöpfe, Elektrogrill und Mikrowellenherd, während man auf Braten und Fritieren am besten ganz verzichtet sollte;

⇨ das richtige Essen

Die Nahrung wird nur dann gut verdaut, wenn man sie in Ruhe verzehrt. Durch gründliches Kauen und Einspeicheln werden die Nahrungsmittel optimal auf die weitere Verdauung vorbereitet. Bewährt hat es sich auch, die Nahrungsmenge auf 5 Mahlzeiten über den Tag zu verteilen, die weniger als die üblichen 3 großen Hauptmahlzeiten belasten und besser verwertet werden. Die Kalorienmenge des Tages wird wie folgt aufgeteilt: Frühstück 25 bis 30 Prozent, erste Zwischenmahlzeit 5 bis 10 Prozent, Mittagessen 25 bis 30 Prozent, zweite Zwischenmahlzeit 5 bis 10 Prozent und Abendessen 25 bis 30 Prozent;

⇨ der Verzicht auf Genußmittel

Neben den schon genannten »leeren« Kohlenhydraten gehören zu den Genußmitteln vor allem konzentrierte Nahrungsmittel, zum Beispiel Fleischbrühwürfel, Räucher- und Pökelwaren sowie Tee, Alkohol und Nikotin. Gegen den mäßigen Konsum von leichten Alkoholika, Kaffee und Schwarztee bestehen keine Bedenken, auf die anderen Genußmittel sollte man weitgehend verzichten. Da Tee, Kaffee und Alkohol aber auf das Nervensystem und das Herz-Kreislauf-System wirken, sollten sie im Einzelfall bei Wetterfühligkeit gemieden werden. Man muß aus eigener Erfahrung lernen, was bekömmlich ist.

Eine Ernährungsweise, die den vorstehenden Grundsätzen entspricht, beseitigt die Wetterfühligkeit zwar nicht vollständig, schafft aber günstige Voraussetzungen dafür, daß die übrigen Behandlungsmethoden gut wirken. Darüber hinaus dient sie allgemein der Gesundheitspflege.

Spezielle Maßnahmen

Meist sind Bewegung und Abhärtung, Entspannungs- und Anti-Streß-Training zusammen mit vollwertiger Kost hinreichend dazu geeignet, Wetterfühligkeit zu heilen. Führt das im Einzelfall nicht zum Erfolg, muß gezielter gegen die Ursachen vorgegangen werden. Die allgemeinen Maßnahmen werden dadurch aber nicht überflüssig.

Medikamente
Arzneimittel eignen sich in erster Linie zur Linderung akuter Beschwerden bei Wetterfühligkeit und -empfindlichkeit, Heilung darf man von ihnen aber nicht erwarten. Unter den Medikamenten, die bei Wetterbeschwerden eingenommen werden, stehen Schmerzmittel an erster Stelle. Sie mildern Kopfschmerzen und rheumatische Schmerzzustände, sind aber vor allem bei längerem Gebrauch oft nicht gut verträglich. Deshalb dürfen sie grundsätzlich nur vorübergehend bei stärkeren Beschwerden verabreicht werden.
Auch Medikamente für das Herz-Kreislauf-System werden von Wetterfühligen häufig verwendet. Uneingeschränkt zustimmen kann man dem Weißdorn, der das Herz kräftigt, den Blutdruck stabilisiert

und mild beruhigt; selbst bei Langzeitgebrauch ist Weißdorn sehr gut verträglich. Genügt er nicht, müssen individuell benötigte Herz-Kreislauf-Mittel ärztlich verordnet werden.
Als letzte große Gruppe spielen bei Wetterfühligkeit die Psychopharmaka zur Beruhigung, Schlafförderung, Anregung und Stimmungsaufhellung eine wichtige Rolle. Sie werden relativ häufig verordnet, weil seelisch-nervöse Symptome oft im Vordergrund der Wetterbeschwerden stehen. Kaum Bedenken gibt es gegen Baldrian, Hopfen, Melisse und Johanniskraut, die längere Zeit verabreicht werden dürfen. Sie schirmen sozusagen Nerven und Seelenleben gegen Wetterreize ab. Psychopharmaka dagegen sind allenfalls vorübergehend einmal bei starken Beschwerden angezeigt, Dauergebrauch ist wegen der häufigen Nebenwirkungen und Suchtgefahren zu unterlassen.
Besonders gute Therapieerfolge bei Wetterfühligkeit und -empfindlichkeit kann man durch kurmäßige Behandlung mit homöopathischen Arzneimitteln erzielen. Die zum Teil hochverdünnten Wirkstoffe aktivieren die körpereigenen Abwehrkräfte. Zur Selbsthilfe kommen homöopathische Einzelmittel trotz ihrer guten Verträglichkeit nicht in Frage, weil sie individuell vom Fachmann ausgewählt werden müssen. Allenfalls Komplexmittel mit mehreren Wirkstoffen kann man versuchsweise selbst verwenden; sie helfen aber nicht immer ausreichend, denn sie können nicht individuell auf den einzelnen Patienten zugeschnitten werden. Dennoch lohnt sich ein Versuch damit, der als Kur mehrere Monate lang dauern muß.

Elektroklima
Wetteränderungen gehen mit elektroklimatischen Veränderungen einher, die über das vegetative Nervensystem und die »inneren Uhren« mit zu den Symptomen der Wetterfühligkeit beitragen. Besonders

69

deutlich wirkt sich das aus, wenn unabhängig vom Wetter in den Räumen ein ungünstiges Elektroklima herrscht. Nach Erkenntnissen der modernen Baubiologie ist das besonders in Betonbauten der Fall, deren Stahlarmierung die natürlichen elektrischen Felder wie ein Faradayscher Käfig abschirmt. Aber auch in Häusern aus anderen Baustoffen können die zahlreichen elektrischen Installationen, Elektrogeräte und elektrostatisch übermäßig aufladbare Einrichtungsgegenstände aus Kunststoff das Elektroklima ungünstig verändern. Neben verstärkter Wetterfühligkeit wurde als weitere Folge eine chronische Schwächung der Körperabwehr nachgewiesen. Elektrostatisch hoch aufladbare Einrichtungsgegenstände lassen sich oft durch solche aus gesünderem Material ersetzen. Problematischer wird es schon bei den elektrischen Leitungen, denn eine nachträgliche Abschirmung ist teuer. Durch Netzfreischalter, die nachträglich einfach eingebaut werden können, schafft man hier wenigstens zeitweise Abhilfe.

Behandlung von Krankheiten

Wetterfühligkeit und -empfindlichkeit setzt Schwachstellen im Organismus voraus. Meist handelt es sich dabei um Erkrankungen oder zumindest eine Schwächung bestimmter Körperfunktionen. Indem man sie gezielt behandelt, entzieht man den Wetterreizen die Angriffsfläche und schwächt ihren Einfluß derart ab, daß die Wetterbeschwerden deutlich gemildert oder vollständig beseitigt werden.
Die meisten körperlichen und seelisch-nervösen Störungen können mit zur Wetterfühligkeit oder -empfindlichkeit beitragen. Zu den häufigsten Ursachen gehören rheumatische Erkrankungen, Wirbelsäulen- und Bandscheibenschäden, zu hoher oder niedriger Blutdruck, Arterienverkalkung, chronische Verdauungsstörungen, Störungen im vegetativen Nervensystem (vegetative Dystonie), zum Beispiel durch zu

hohen Streß oder ungelöste Konflikte, sowie die Neigung zu depressiven Verstimmungen mit Krankheitswert ohne äußere Ursachen. Die Grundbehandlung besteht in solchen Fällen meist in der Veränderung falscher Ernährungs- und Lebensgewohnheiten, die bei vielen Erkrankungen eine zentrale Rolle spielen. Sie entspricht den weiter vorne beschriebenen allgemeinen Maßnahmen und schafft die Voraussetzungen für eine erfolgversprechende weitere Behandlung. Alle übrigen Therapiemaßnahmen müssen im allgemeinen vom Fachmann verordnet werden. Nur bei leichteren Gesundheitsstörungen kann man versuchsweise einfache, natürliche Hausmittel, bei seelisch-nervösen Beschwerden autogenes Training und andere Entspannungsmethoden anwenden. Wenn diese Maßnahmen nicht bald wirken, darf man die fachmännische Behandlung nicht hinauszögern, sonst droht der Übergang ins chronische Krankheitsstadium. Chronische Krankheiten sind jedoch viel schwerer zu heilen.
Bei unklaren, nicht offensichtlich harmlosen und rasch abklingenden Gesundheitsstörungen folgt man stets dem Grundsatz: Besser einmal wegen einer Erkrankung, die sich bei der Untersuchung als banal herausstellt, unnötig den Therapeuten aufsuchen, als eine unklare Krankheit verschleppen, bis es für die wirksame Therapie vielleicht zu spät ist.
Außerdem sind Wetterberichte für Ärzte und Wetterinformationen für Laien geeignet, wetterbedingten Beschwerden vorzubeugen. Der Therapeut und sein Patient erhalten vorab die Möglichkeit, sich auf bestimmte Wettersituationen einzustellen. Der Therapeut kann darüber hinaus Stärke und Dauer einer Therapie bei schon eingetretenen Wetterbeschwerden nach dem weiteren Verlauf des Wetters richten. Schließlich können diese Informationen auch die Zusammenarbeit zwischen Therapeuten und Patienten verbessern.

Informationsmöglichkeiten über wetterabhängige Krankheiten

Wetterberichte für Ärzte (Bioprog)

Diese Berichte, die täglich veröffentlicht werden, basieren auf einer biometeorologischen Tagesanalyse, in die Wetterlage, Wettervorgänge, Fronten- und Luftmassenbewegungen eingehen. Sie verfolgen den Zweck, die in den letzten Jahrzehnten gewonnenen Erkenntnisse und Erfahrungen zwischen dem Wettergeschehen und dem Organismus diagnostisch und therapeutisch zu nutzen. Außerdem soll in Zusammenarbeit mit den Ärzten und Kliniken die Aussagekraft der Berichte überprüft werden. Dadurch konnten Inhalt und Form der Berichte verbessert werden. Die Weitergabe der Wetterberichte an interessierte Ärzte erfolgt in verschlüsselter Form täglich zwischen 11 und 13 Uhr durch das zuständige Wetteramt.

Sie geben zunächst aufgrund der zu erwartenden Wetterentwicklung an, welche Krankheiten vom Wettergeschehen in den kommenden zwei Tagen angesprochen werden. Zusätzlich sagen sie etwas über die zu erwartende Stärke des Wettereinflusses in drei Stufen aus. Anhand eines Katalogs der vom Wetter beeinflußbaren Krankheiten, die in zehn Formenkreise gegliedert sind, kann der Mediziner die ihn interessierenden Krankheiten aussuchen, über die er informiert werden möchte. Auch über Bildschirmtext (Btx) werden Ärzten und Kliniken seit Oktober 1984 diesbezügliche Informationen angeboten. In einem plakativ und übersichtlich abgefaßten Vorspanntext haben Wissenschaftler der Zentralen Medizinmeteorologischen Forschungsstelle Freiburg die Zusammenhänge zwischen bestimmten Wetterphasen und Reaktionen im Organismus dargestellt. Schließlich werden auch Angaben zur aktuellen Wetterentwicklung gemacht und Hinweise gegeben, welche medizinischen Formenkreise im Norden, in der Mitte und im Süden Deutschlands durch die Wetterentwicklung angesprochen werden können.

Informationsdienst für Laien

Obwohl seit Jahren von der Öffentlichkeit der Wunsch geäußert wird, Informationen über wetterbedingte Reaktionen auch an Laien zu übermitteln, hat der Deutsche Wetterdienst lange den Wunsch vieler Ärzte berücksichtigt, dies nicht zu tun. Indessen ist aber das öffentliche Interesse an einem solchen Informationsdienst so gestiegen, daß man ähnlich wie beim Pollenwarndienst, der sich sehr bewährt hat und mittlerweile auf alle Bundesländer ausgedehnt worden ist, ein Pilotprojekt für den Großraum Frankfurt gestartet hat. Unter Mitwirkung der Landesärztekammer Hessen und eines Ärzteteams werden vom Deutschen Wetterdienst seit Beginn des Jahres 1985 Informationen für Laien über Anrufbeantworter verbreitet. Detaillierte Aussagen werden allerdings nicht gemacht, und eine Weitergabe an die Medien ist von vornherein ausgeschlossen, aber jeder, der wetterfühlig oder wetterempfindlich ist und sich dafür interessiert, kann anrufen.

Aus der großen Zahl der Anrufer wurden zirka 200 Personen ausgewählt, die ihre Reaktionen auf das Wetter täglich mit Uhrzeit in ihre Testbogen eintrugen, die von einem Team aus Ärzten und Medizinmeteorologen ausgewertet wurden. Das Ergebnis war so positiv, daß dieser Service inzwischen auf die Großräume Essen und München ausgedehnt wurde. Es wird angestrebt, die ganze Bundesrepublik einzubeziehen, wobei diese Informationen dann über den Fernsprechansagedienst der Deutschen Bundespost abgerufen werden können.

Saisonbedingte Krankheiten

Der menschliche Organismus wird normalerweise mit den unterschiedlichen Witterungsbedingungen im Lauf eines Jahres fertig. Es gibt jedoch physiologisch wirksame Wetter- und Klimaelemente, die im Organismus jahreszeitlich gebundene Reaktionen hervorrufen, wodurch das Auftreten von bestimmten Krankheiten begünstigt wird. Zu diesen Elementen zählen vor allem:

⇨ das sichtbare Licht,
⇨ die ultraviolette (UV)-Strahlung,
⇨ das thermische Milieu (Temperatur, Luftfeuchtigkeit, Windverhältnisse) und
⇨ das Auftreten natürlicher und anthropogener Luftbeimengungen.

Im Winter ist die ultraviolette Strahlung stark vermindert oder fällt fast völlig aus. Dies erklärt beispielsweise, warum im Winter gehäuft Fälle von Rachitis auftreten. Das ultraviolette Licht ist notwendig, damit in der Haut die Vorstufe von Vitamin D gebildet werden kann, was die Erkrankung an Rachitis verhindert. Die mangelnde ultraviolette Strahlung vermindert auch die Abwehrkraft des Organismus gegenüber Infektionserkrankungen. Deshalb tritt im Winter vermehrt Grippe auf, die durch Viren, kleinste, nicht selbständig lebensfähige Erreger, ausgelöst wird. Das Auftreten von Grippeerkrankungen hängt nicht nur davon ab, mit welcher Häufigkeit, Intensität und Dauer kalte Witterungsabschnitte auftreten, sondern auch davon, ob der Winter strahlungsarm oder -reich verläuft.
Das thermische Milieu stellt große Anforderungen an das Wärmeregulationsvermögen des menschlichen Organismus, vor allem dann, wenn die Temperatur und die Luftfeuchtigkeit extreme Werte erreichen. Sie entsprechen nicht dem Bedürfnis des Organismus nach einem komfortablen Klima und stören den Biorhythmus. Dies geschieht besonders dann, wenn sich ent-

Wetterbedingte Saisonkrankheiten und Reaktionen (nach Faust, 1985)			
Frühjahr	**Sommer**	**Herbst**	**Winter**
Rachenmandel-entzündungen	Durchfall-erkrankungen	Bronchialasthma	hypertone Blut-druckstörungen
Masern	Cholera	Thrombosen	Angina pectoris
Röteln	Heuschnupfen	Leber-entzündungen	Rachenmandel-entzündungen
Keuchhusten	Typhus	Ischias	Bronchitis
Ischias	Paratyphus	Keuchhusten	Thrombosen
Kehlkopfkrupp	Kinderlähmung	Pocken	(Herzkranzgefäße)
Lungenentzündung	Allergien	rheumatische	Diphterie
Ekzeme	Bronchialasthma	Erkrankungen	Schlaganfälle
Schuppenflechte	hypotone Blut-druckstörungen	Scharlach	Schilddrüsen-überfunktion
Tuberkulose	Thrombosen	Gelbsucht	Infarkte
Veitstanz	Nierenkoliken		Rachitis
Allergien	Infarkte		Pocken
	Unfall-bereitschaft		rheumatische Erkrankungen
			Maximum der Sterbefälle

gegengesetzte Witterungsextreme ablösen.
Dies ist oft in den Übergangsmonaten
April und Oktober der Fall. Die Witte-
rungsextreme unterziehen die Anpassungsfähigkeit des Organismus an veränderte
Umweltbedingungen einem ausgesproche-
nen Härtetest. Atemwegserkrankungen,
zum Beispiel Bronchitis und Diphterie,
aber auch Mandelentzündungen und
Angina pectoris, können dem winterlichen
Temperaturmilieu angelastet werden.
Natürlich haben die Ärzte schon vor langer Zeit erkannt, daß bestimmte Erkrankungen jahreszeitlich gehäuft auftreten.
Durch die Auswertung über mehrere
Jahre geführter medizinischer Statistiken
gelang es ihnen, sich einen Überblick über
die saisonabhängig auftretenden Krankheiten zu verschaffen, die in der Tabelle oben
aufgeführt sind. Man erkennt beispielsweise, daß allergische Erkrankungen überwiegend im Sommer auftreten.

Die Zusammenhänge zwischen den Wettereinflüssen und dem gehäuften Auftreten
von Infektionskrankheiten sind bisher
noch nicht genau geklärt. Natürlich spielen
dabei zum Beispiel Kälte und Nässe eine
Rolle, die das Abwehrsystem bei nicht
abgehärteten Menschen schwächen, und
bei manchen Wetterlagen kommen die
Krankheitserreger vermehrt in der Luft
vor, so daß sie allein schon durch ihre
große Zahl das Immunsystem überrum-
peln. Aber das allein genügt nicht (zumindest nicht immer) als Erklärung. Da das
Nervensystem und Teile des Hormondrüsensystems ebenfalls an der Abwehr beteiligt sind, trägt der Einfluß des Wetters auf
diese beiden großen Regelsysteme des
Körpers wahrscheinlich mit zur erhöhten
Infektionsanfälligkeit bei. Nicht zuletzt
muß auch wieder an »innere Uhren«
gedacht werden, die an der Steuerung der
Tätigkeit des Abwehrsystems beteiligt sind

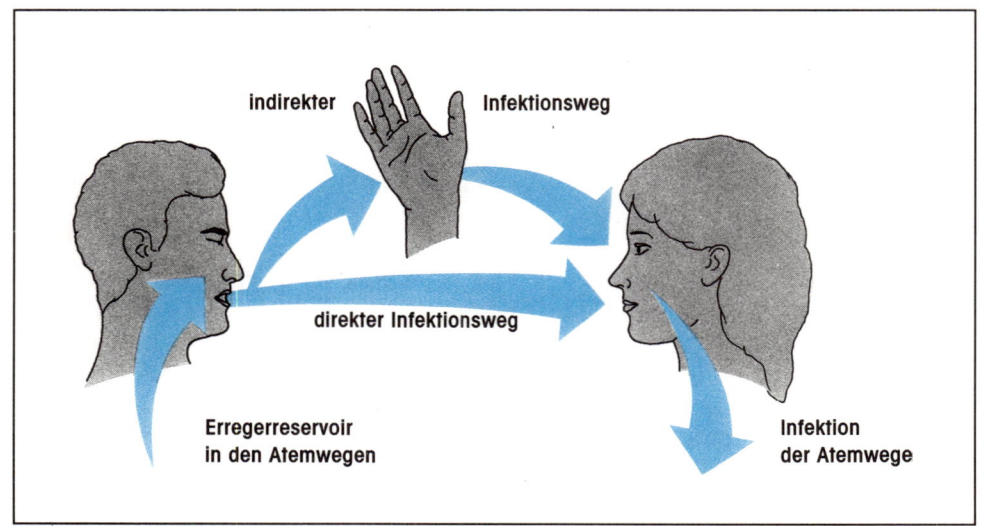

indirekter Infektionsweg

direkter Infektionsweg

Erregerreservoir
in den Atemwegen

Infektion
der Atemwege

Übertragungsmöglichkeiten von Atemwegsinfektionen

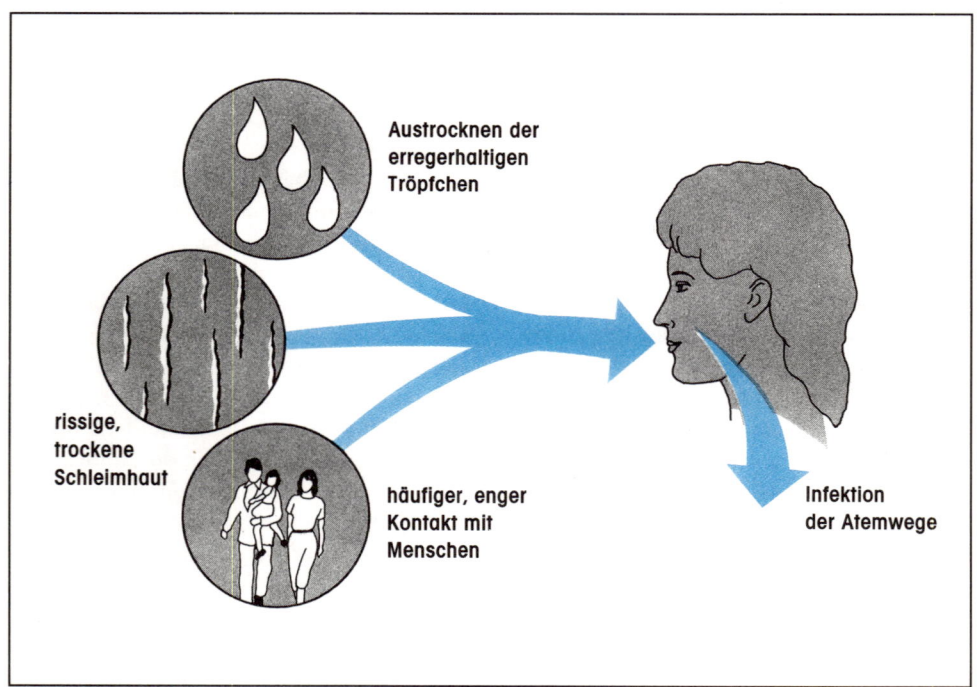

Austrocknen der
erregerhaltigen
Tröpfchen

rissige,
trockene
Schleimhaut

häufiger, enger
Kontakt mit
Menschen

Infektion
der Atemwege

Begünstigung von Atemwegsinfektionen im Winter
Durch häufigen und engen Kontakt mit Menschen sowie durch trockene Luft, die zum Einreißen
und Eintrocknen der Schleimhäute führt, werden Atemwegsinfektionen im Winter begünstigt.
Außerdem werden durch die trockene Luft auch erregerhaltige Tröpfchen ausgetrocknet, die damit
kleiner werden und leichter in die Atemwege vordringen können

und durch Wetterreize so gestört werden können, daß eine vorübergehende oder länger anhaltende Abwehrschwäche eintritt.

Nehmen wir beispielsweise Infektionskrankheiten der oberen Atemwege. Die Übertragung dieser Infektionskrankheiten erfolgt entweder direkt beim Husten, Niesen, Sprechen, Lachen, Singen durch erregerhaltige Tröpfchen oder indirekt durch Berühren von Gegenständen, die mit solchen Tröpfchen bedeckt sind, die dann meistens über die Hände in den Mund gelangen. Normalerweise verhindert bei intakter Schleimhaut die Abwehr, daß es zu einer Infektion kommt, vorausgesetzt, nicht zu viele Erreger dringen in die Atemwege ein.

Im Winter sind es drei Faktoren, die Infektionskrankheiten der oberen Atemwege begünstigen:

⇨ Durch die niedrigen Temperaturen und die geringe Luftfeuchtigkeit im Winter trocknen die erregerhaltigen Tröpfchen sehr schnell ein und werden kleiner. Dadurch können sie leichter und tiefer in die Atemwege eindringen.

⇨ Wegen der geringen Luftfeuchtigkeit trocknen die Schleimhäute, besonders in beheizten Räumen, sehr leicht aus, sie werden brüchig. Auf der Schleimhautoberfläche entstehen kleine Risse, die das Eindringen der Erreger begünstigen.

⇨ Schließlich rücken an kalten und regnerischen Tagen die Menschen enger zusammen. Oft halten sich in einem Raum viel mehr Menschen als sonst auf. Dadurch wird der Übertragungsweg kürzer und das Risiko einen Erkrankten, der andere ansteckt, zu treffen, viel größer.

Zusätzlich bewirkt das kalte und strahlungsarme Winterklima hormonelle und biophysikalische Umstellungen im Organismus, die die Bereitschaft zu erkranken verstärken.

Später entdeckte man noch, daß bestimmte Infektionskrankheiten, zum Beispiel Diphterie, Keuchhusten, Masern, Scharlach, Poliomyelitis (Kinderlähmung), Meningitis (Hirnhautentzündung) und Typhus nicht nur eine saisonale Zuordnung, sondern auch eine bestimmte zeitliche Abfolge haben. Treten in der ersten Hälfte des Jahres hauptsächlich Meningitis- und Masernerkrankungen auf, so folgen in der zweiten Hälfte des Jahres Typhus, Poliomyelitis, Scharlach und Diphterie.

Außerdem hat man herausgefunden, daß zwölf Infektionskrankheiten in Europa ein ausgesprochenes zeitliches Nord-Süd-Gefälle haben. Dabei ergaben sich von Italien bis Finnland hinsichtlich der Haupterkrankungszeiten Zeitverschiebungen von mehreren Wochen. So beginnen die Mumpserkrankungen in Italien bereits Anfang Februar, in Skandinavien aber erst vier Wochen später.

Natürlich wird der Ablauf der Saisonkrankheiten auch durch den Witterungsablauf einzelner Jahre beeinflußt. Eine plötzliche und nachhaltige Erwärmung im Winter beispielsweise vermindert die Anzahl typischer Wintererkrankungen und führt zu einem Ausbruch von Krankheiten, die sonst nur im Frühjahr oder im Sommer auftreten.

Man kann auch an die zahlreichen Allergien denken, die durch Pollen verursacht werden. Der Pollenflug hängt sehr stark vom Witterungsablauf zwischen April und August ab. Um die betroffenen Menschen rechtzeitig auf den Pollenflug, der in den einzelnen Jahren zu unterschiedlichen Zeiten auftritt, aufmerksam zu machen, wurde vom Deutschen Wetterdienst in Zusammenarbeit mit der Landesärztekammer Nordrhein-Westfalen ein Pollenwarndienst ins Leben gerufen. Dieses Pilotprojekt wurde vom Wetteramt Essen betreut. In ganz Deutschland wurde flächendeckend ein Netz von Pollenfallen eingerichtet.

Pollenflugkalender

Pollenflugkalender	Februar	März	April	Mai	Juni	Juli	August	September
Erle	●	●						
Haselnuß	●	●	●					
Pappel			●	●				
Weide			●	●				
Ulme			●	●				
Ruchgras				●	●	●	●	○
Birke				○	●			
Buche				○	●			
Esche				○	●			
Löwenzahn				○	●	○	○	●
Roggen					●	●		
Wiesenrispengras					●	●	○	○
Knäuelgras					●	●	○	
Goldhafer					●	●	○	○
Kiefer / Pinus					●	●	●	
Schwingel					●	●	●	○
Spitzwegerich					●	●	●	○
Eiche				○	●			
Lolch				○	●	●	○	
Lieschgras				○	●	○	○	○
Gerste				◐	●	◐		
Weizen				◐	●	◐		
Holunder					●	●		
Blatthafer					●	●		
Honiggras					●	●	○	
Straußgras					●	●	○	
Linde					●	●	○	
Kammgras					●	●	○	○
Hafer					○	●	◐	
Mais					◐	●	○	

● Hauptblüte   ○ Vor- und Nachblüte

Damit lassen sich Art und Zahl der Pollen
sowie ihre Flugzeit bestimmen, so daß es
möglich ist, den betroffenen Personenkreis
rechtzeitig zu warnen. Da sich dieses Pilotprojekt bewährt hat, wurde der Pollenwarndienst inzwischen auch auf andere
Bundesländer ausgedehnt. Die Adressen
der Pollenwarndienste sind im Anhang
verzeichnet.

Abhängig von der Jahreszeit treten aber
nicht nur bestimmte Erkrankungen vermehrt auf, auch die Anzahl der Todesfälle
verändert sich. In den Wintermonaten liegt
die Sterblichkeit um etwa 40 Prozent über
jener des Sommerhalbjahres. Dies ist nicht
verwunderlich, wenn man bedenkt, daß
die Gesamtheit der von den Witterungsbedingungen ausgehenden Reize (Temperatur, Luftfeuchtigkeit, Wind) und die
Schwankungsbreite der Werte einzelner
meteorologischer Elemente im Winter
sehr groß sind. So beträgt am Oberrhein
die absolute Schwankungsbreite der Temperatur im Februar 44 Grad Celsius, im
Juli aber nur 30 Grad Celsius. In Freiburg
schwankt die Temperatur übers Jahr gesehen um 64 Grad Celsius zwischen dem
höchsten und tiefsten Wert. Die tiefste
Temperatur wurde im Februar 1956 mit
etwa minus 26 Grad Celsius gemessen, die
höchste im Juli 1918 mit rund plus 38
Grad Celsius.

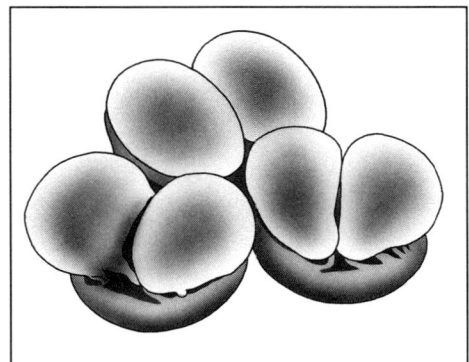

Koniferenpollen

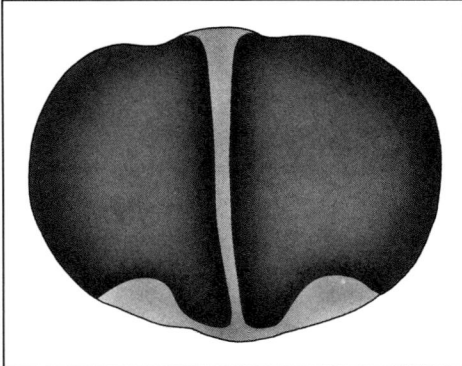

Ahornpollen

Klima und Gesundheit

Klimareize und Klimatherapie

Um die Lebensfunktionen im Gleichgewicht zu halten, muß sich der menschliche Organismus laufend mit den atmosphärischen Umwelteinflüssen auseinandersetzen und sich ihnen anpassen. Der gesunde und leistungsfähige Organismus besitzt aufgrund von selbstständigen, eigengesetzlichen Regulationsmechanismen eine sehr große Anpassungsfähigkeit an selbstständig wechselnde und mitunter auch extreme Witterungsverhältnisse. Bei älteren und kranken Menschen ist diese Anpassungsfähigkeit eingeschränkt, aber auch gesunde Menschen sind davon betroffen. Breite Schichten der Bevölkerung leben allzu häufig und zu lange in wohltemperierten, komfortabel abgeschirmten Räumen, tragen eine über das notwendige Maß hinaus schützende Kleidung und bewegen sich zu wenig im Freien. Dadurch wird eine den Jahreszeiten entsprechende, eine dem Wetter und Klima gerecht werdende Anpassung verhindert. So muß naturgemäß die Empfindlichkeit gegenüber den Umweltfaktoren Wetter und Klima zunehmen. Dadurch wird die Leistungsfähigkeit des Organismus vermindert und die Abwehrkraft gegen Krankheiten beeinträchtigt.

Die Klimatherapie, die sowohl als Therapie durch das Klima sowie auch als Therapie im Klima verstanden wird, behandelt Kranke mit natürlichen Umweltfaktoren. Dabei wirkt das Klima physiologisch und therapeutisch als eine Summe von Reizen auf den Organismus. Die Klimatherapie verfolgt den Zweck, mit Hilfe von Reizwirkungen den Organismus auf die Umweltbedingungen einzustimmen, am Ende gar umzustimmen, die biologischen Regler zu überholen und neu einzustellen.

Ist dem Organismus noch eine gewisse Belastung zuzumuten und reagiert er funktionell auf Klima und Wetterreize, können über klimatherapeutische Maßnahmen tat-

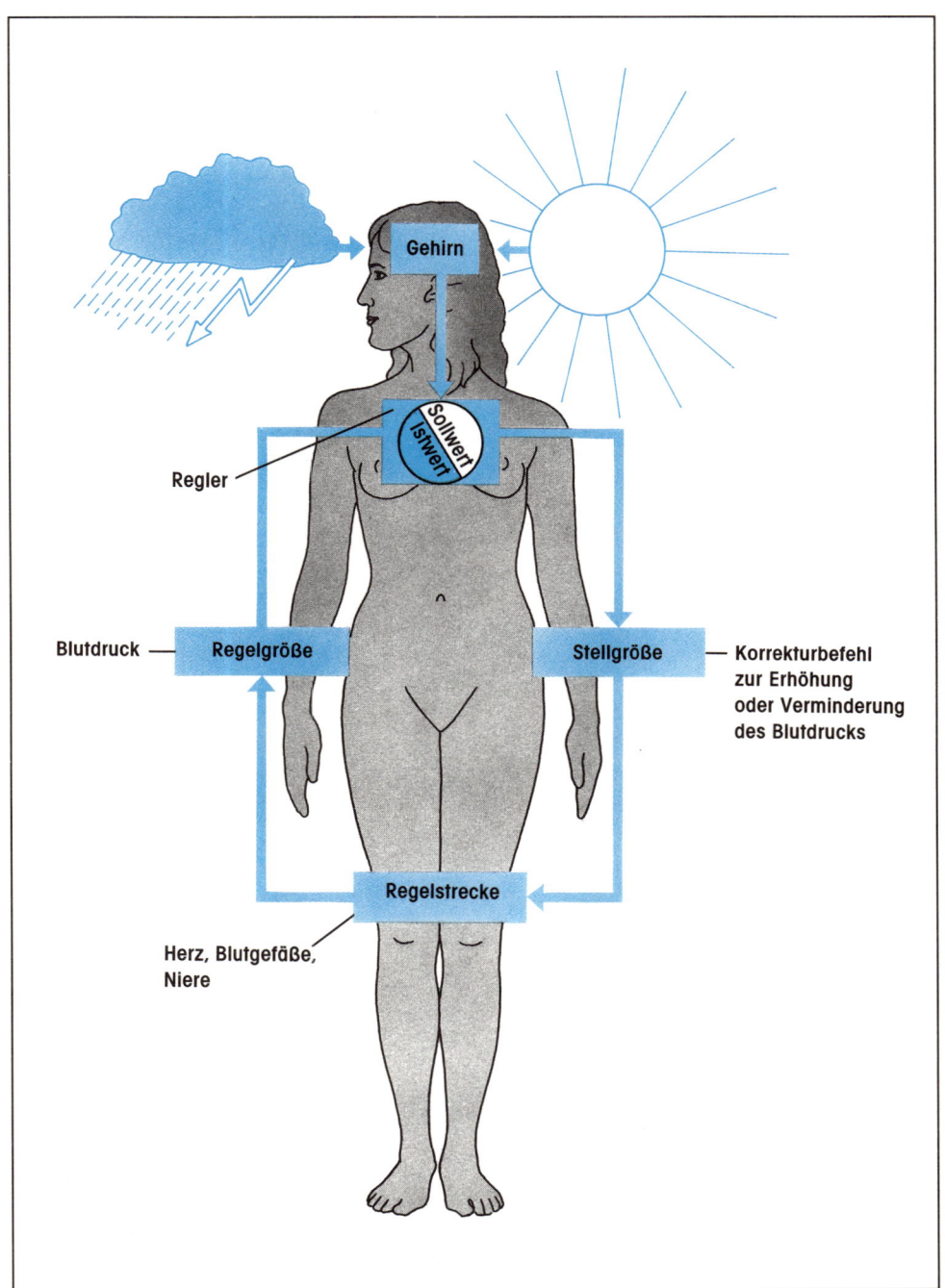

Einflüsse des Wetters auf biologische Regelkreise

Das Wetter kann beispielsweise den Blutdruck beeinflussen, dessen Höhe, der Istwert, ständig von einem Regler mit dem Sollwert verglichen wird. Weicht der Istwert vom Sollwert ab, wird durch einen Befehl des Reglers an Herz, Nieren und Blutgefäße die Höhe des Blutdrucks korrigiert

sächlich nicht nur konstitutionelle Umstellungen, sondern auch solche hinsichtlich der vegetativen Regulation erreicht werden. Sie haben positive Auswirkungen auf den Kreislauf und den Stoffwechsel. Da die Wirksamkeit der Klimareize von ihrer Stärke und Dauer abhängt, können sie je nach Reaktionslage des Organismus so dosiert werden, daß die Wirkung eines Klimareizes als schonend, reizschwach oder reizstark empfunden wird.

Schonende Klimareize, die den Organismus nur minimal belasten, sind besonders bei genesenden und älteren Menschen, deren Kräfte stark nachgelassen haben, geeignet. Mäßige Reizstärken aktivieren den Organismus und härten ihn ab. Bei einer genügend langen Klimakur bewirken sie eine Stabilisierung des vegetativen Gleichgewichts.

Starke, besser gesagt zu starke Klimareize, können bei verschiedenen Erkrankungen, wenn sie nicht vorsichtig dosiert verabreicht werden, empfindliche, negative Folgen haben, so vor allem bei Herz- und Kreislauferkrankungen. Denken wir aber auch an Erfrierungen, an den Hitzekollaps oder an Hautschäden durch zu intensive ultraviolette Sonnenbestrahlung.

Die Belastbarkeit des Patienten durch Klimareize sollte vor Beginn einer Kur, vor einem beabsichtigten Klimawechsel, ja sogar vor einem längeren Erholungsaufenthalt in einem fremden Klima durch einen Arzt geprüft werden. Dabei sind bestehende Krankheiten und die Konstitution entscheidend für die Wahl der Jahreszeit und des Klimamilieus.

Die Thermoregulation, die Steuerung und Regulation des Hormonsystems, des Nervensystems, des Kreislaufs und des Stoffwechsels sind zu ihrer Stabilisierung auf bestimmte Wetter und Klimareize angewiesen.

Das natürliche Heilmittel Klima, das eine Kur oder einen längeren Erholungsaufenthalt positiv begleiten kann, wurde in Deutschland bereits schon vor mehr als hundert Jahren in die Klimaheilkunde eingebracht, aber therapeutisch bislang noch nicht systematisch angewandt, weil die wissenschaftlichen Grundlagen für eine objektive und systematische Anwendung in der Praxis fehlten. Um diesem Mangel abzuhelfen wurden in den letzten zehn Jahren gezielte Untersuchungen durchgeführt, um herauszufinden, welche physiologischen Wirkungen von einzelnen Klimaelementen (Strahlung, Temperatur, Luftfeuchtigkeit, Niederschläge, Windverhältnisse, Bewölkungs- und Nebelverhältnisse), von Klimafaktoren (Höhenlage, Hangneigung, Geländeprofil) und von den verschiedenen Klimaten (Belastungsklima, Schonklima, Reizklima, Seeklima, Hochgebirgsklima, Waldklima) ausgehen und welche Krankheiten in einem passenden Klimamilieu günstig beeinflußt werden können.

In den gemäßigten Breiten schwanken die Klimawerte sehr stark, dadurch wird eine Vorhersage der Klimawirkung auf den Organismus erschwert. Auf der medizinischen Seite erlauben die individuelle Konstitution, das Alter, das Geschlecht die Reaktionszeit und Anpassungsfähigkeit des Organismus keine eindeutige Vorhersage der Klimawirkung. Die Komplexität beider Systeme – von Mensch und Klima – erschwert daher auch wissenschaftliche Untersuchungen statistischer Art.

Bioklimatische Wirkungskomplexe

Es gibt drei bioklimatische Wirkungskomplexe, die Einfluß auf unser Wohlbefinden haben, vor allem aber den Wärmehaushalt des Organismus beeinflussen und damit entscheidend auf die Organfunktionen einwirken. Besondere Bedeutung kommt naturgemäß dem thermischen Wirkungskomplex zu, doch auch die anderen Wirkungskomplexe sind richtig.

Der thermische Wirkungskomplex

Bei Herz-Kreislauf-, Atemwegserkrankungen und Fehlsteuerungen des vegetativen Nervensystems (vegetative Dystonie) spielt es eine große Rolle, ob der Organismus durch hohe Temperaturen und hohe Luftfeuchtigkeit belastet wird. Dabei kommt es nicht allein auf die tatsächliche Temperatur an, sondern auch darauf, ob sie der Jahreszeit entspricht, denn einige Biorhythmen passen sich dem Jahresverlauf an. Deshalb leidet man in der kühleren Jahreszeit unter ungewöhnlicher Wärme, die im Sommer zu keiner Reaktion führt, während im Sommer ungewöhnlich kühle, nur im Herbst oder Winter angemessene Temperaturen stärker belasten können.
Die Temperaturreize gehen von verschiedenen Quellen aus. Zunächst produziert der Mensch selbst aus der Nahrungsenergie Körperwärme, die an die Umgebung abgegeben werden muß, weil sich der Organismus sonst pro Stunde um etwa 1 Grad Celsius aufheizt. Hinzu kommt die Wärmestrahlung der Sonne und die Abgabe von Wärme aus Industrieanlagen, Privathaushalten und dem Verkehr. Die täglichen mit unterschiedlicher Intensität und Geschwindigkeit ablaufenden Prozesse der Wärmeabgabe in der Atmosphäre werden bewerkstelligt durch:

⇨ die Zufuhr von Luftmassen in senkrechter Richtung, woran die Temperaturverteilung in der Atmosphäre, aber auch lokale Windsysteme, wie Berg- und Talwinde, Land- und Seewinde, Hang- und Flurwinde, beteiligt sind. Sie gleichen Temperaturunterschiede aus;

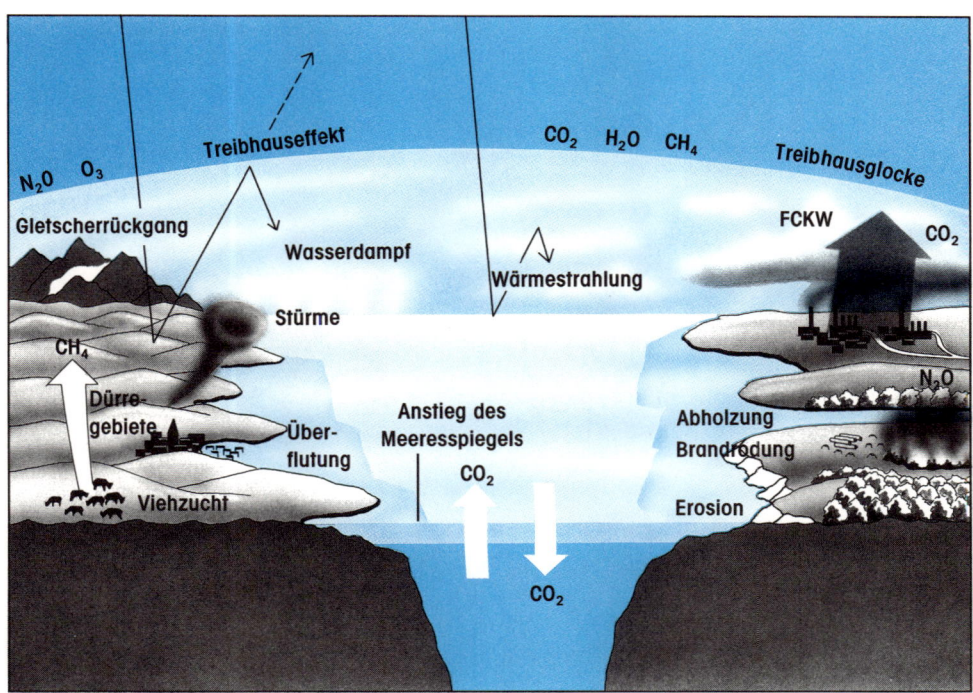

Wärmehaushalt der Erde
Auch die Erde muß ihren Wärmehaushalt regulieren. Dabei spielen natürliche Abläufe, aber auch vom Menschen verursachte Eingriffe eine Rolle

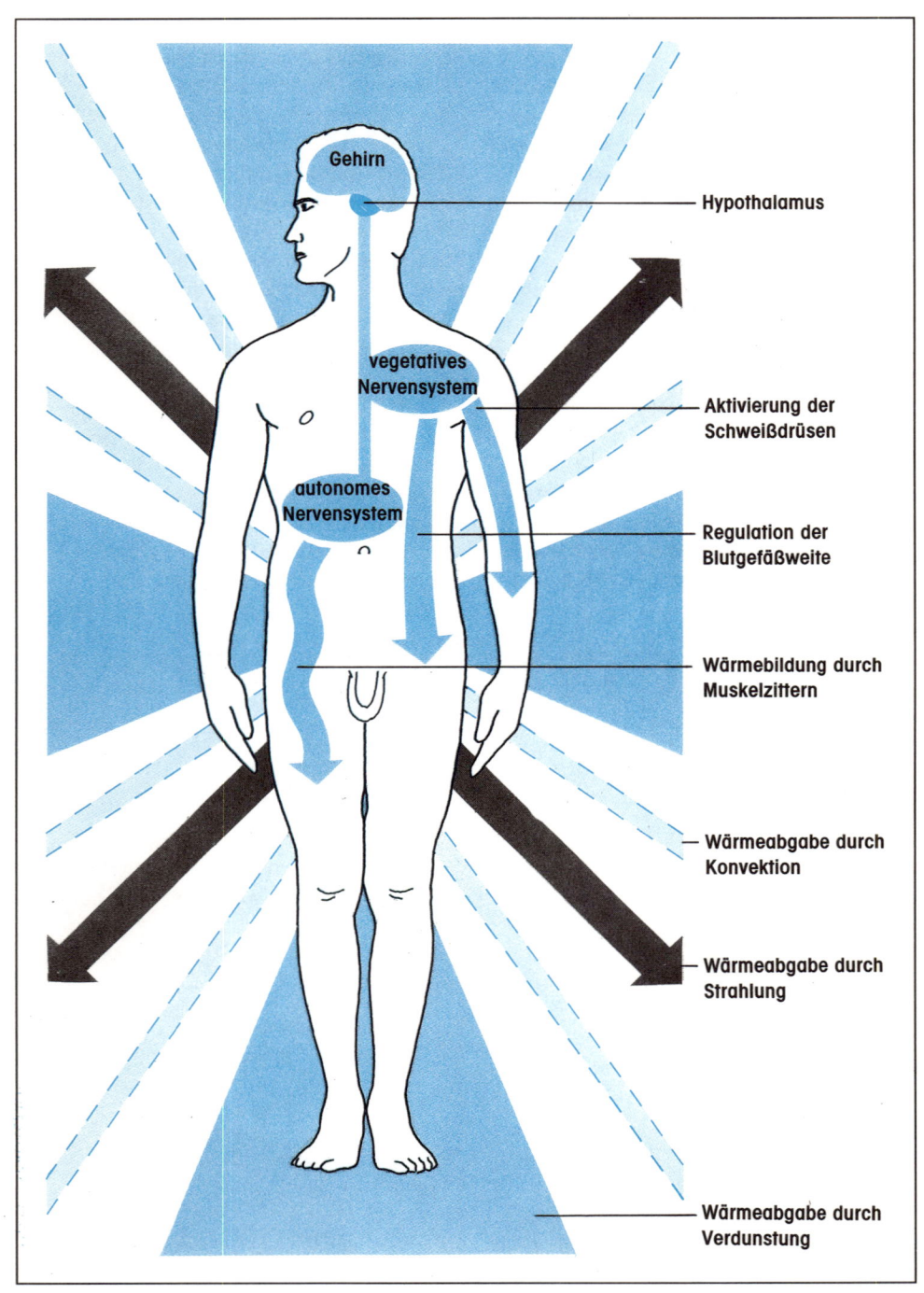

Gehirn

Hypothalamus

vegetatives Nervensystem

Aktivierung der Schweißdrüsen

autonomes Nervensystem

Regulation der Blutgefäßweite

Wärmebildung durch Muskelzittern

Wärmeabgabe durch Konvektion

Wärmeabgabe durch Strahlung

Wärmeabgabe durch Verdunstung

Regulation des Wärmehaushalts bei Erwachsenen
Wärmebildung und -abgabe müssen im Gleichgewicht stehen. Dies wird vom Gehirn über das vegetative und autonome Nervensystem durch verschiedene Mechanismen gesteuert

⇨ Verdunstungsvorgänge, die von der Temperatur, vom Wasserdampfgehalt der Luft und von der Windgeschwindigkeit abhängig sind;
⇨ die Sonnenstrahlung, wobei neben den kurzwelligen und langwelligen Strahlen auch der Sonnenstand, die optische Weglänge, Trübungsfaktoren und die Luftreinheitsverhältnisse maßgebend sind.

Eine modifizierende Rolle kommt auch den Bewölkungsverhältnissen, der Nebelhäufigkeit, der Luftfeuchtigkeit und der Oberflächengestalt der Landschaft zu. Aber nicht nur die Atmosphäre muß ihren Wärmehaushalt regulieren, auch jeder einzelne Mensch muß seinen Wärmehaushalt in Ordnung halten. Glücklicherweise ist der Mensch kein Wechselwarmblüter, zum Beispiel ein Frosch, sonst müßte er einen Teil seiner Körperwärme aus der Umgebung beziehen und wäre in seiner Aktivität stark von den gerade herrschenden Temperaturen abhängig. Im Sommer wäre er warm und aktiv, im Winter kalt und passiv. Der Mensch kann statt dessen seine Körpertemperatur in einem bestimmten Bereich unabhängig von den herrschenden Umweltbedingungen regulieren. Verantwortlich dafür ist der Hypothalamus, ein Teil des Gehirns, der alle vegetativen und hormonellen Prozesse im Körper steuert. Er sorgt dafür, daß durch Wärmebildung und Wärmeabgabe die Körpertemperatur, von geringfügigen Schwankungen abgesehen, konstant 37 Grad Celsius beträgt. Steigt die Körpertemperatur über diesen Wert hinaus, aktiviert der Hypothalamus über das vegetative Nervensystem die Schweißdrüsen in der Haut. Sie sondern eine wäßrige, salzige und saure Flüssigkeit ab, die dem Körper beim Verdunsten Wärme entzieht. Gleichzeitig wird die Haut stärker durchblutet. Dadurch wird mehr warmes Blut aus dem Körperinnern zur Körperoberfläche transportiert. Die Wärme wird durch Wärmestrahlung und durch Wärmeleitung der Luft (Konvektion) an die Umgebung abgegeben. Die Körpertemperatur nähert sich wieder dem vorgegebenen Sollwert von 37 Grad Celsius. Sinkt sie allerdings unter diesen Wert ab, sorgt der Hypothalamus dafür, daß die Wärmeabgabe gedrosselt wird. Die Durchblutung der Haut wird vermindert. Wenn dies nicht ausreicht, um die Körpertemperatur konstant zu halten, veranlaßt der Hypothalamus über das somatische Nervensystem die Skelettmuskulatur durch Muskelzittern Wärme zu bilden.

Als behaglich empfinden die meisten Menschen Temperaturen zwischen 21 und 24 Grad Celsius, wobei individuelle Unterschiede nach oben und unten häufig anzutreffen sind.

Der gesunde Organismus reagiert auf Temperaturreize, um die Kerntemperatur im Körperinnern trotz wechselnder Temperaturen der Umgebung und unterschiedlicher Wärmeproduktion im Stoffwechsel nahezu konstant zu halten. Dazu laufen automatisch verschiedene, schon genannte physikalische (veränderte Hautdurchblutung und Schweißabsonderung) und biochemische (Stoffwechseländerungen) Regulationsmechanismen ab, die dafür sorgen, daß die Wärmeproduktion der Wärme angepaßt wird. Gesteuert werden die Vorgänge von zwei Zentren im Groß- und Zwischenhirn, die ihre Informationen über die Körper- und Außentemperatur vom Blut und von den Wärme- und Kälterezeptoren der Haut erhalten. Die Befehle zur Regulation der Körpertemperatur erteilen diese Zentren über das vegetative Nervensystem, wobei auch die Tätigkeit der Hormondrüsen verändert wird, so daß letztlich die Körpertemperatur konstant bleibt.

Der geschwächte, überforderte oder kranke Organismus kann bei extremen Temperaturverhältnissen seinen Wärmehaushalt nicht mehr richtig ausgleichen. Als Folge der Temperaturbelastung treten

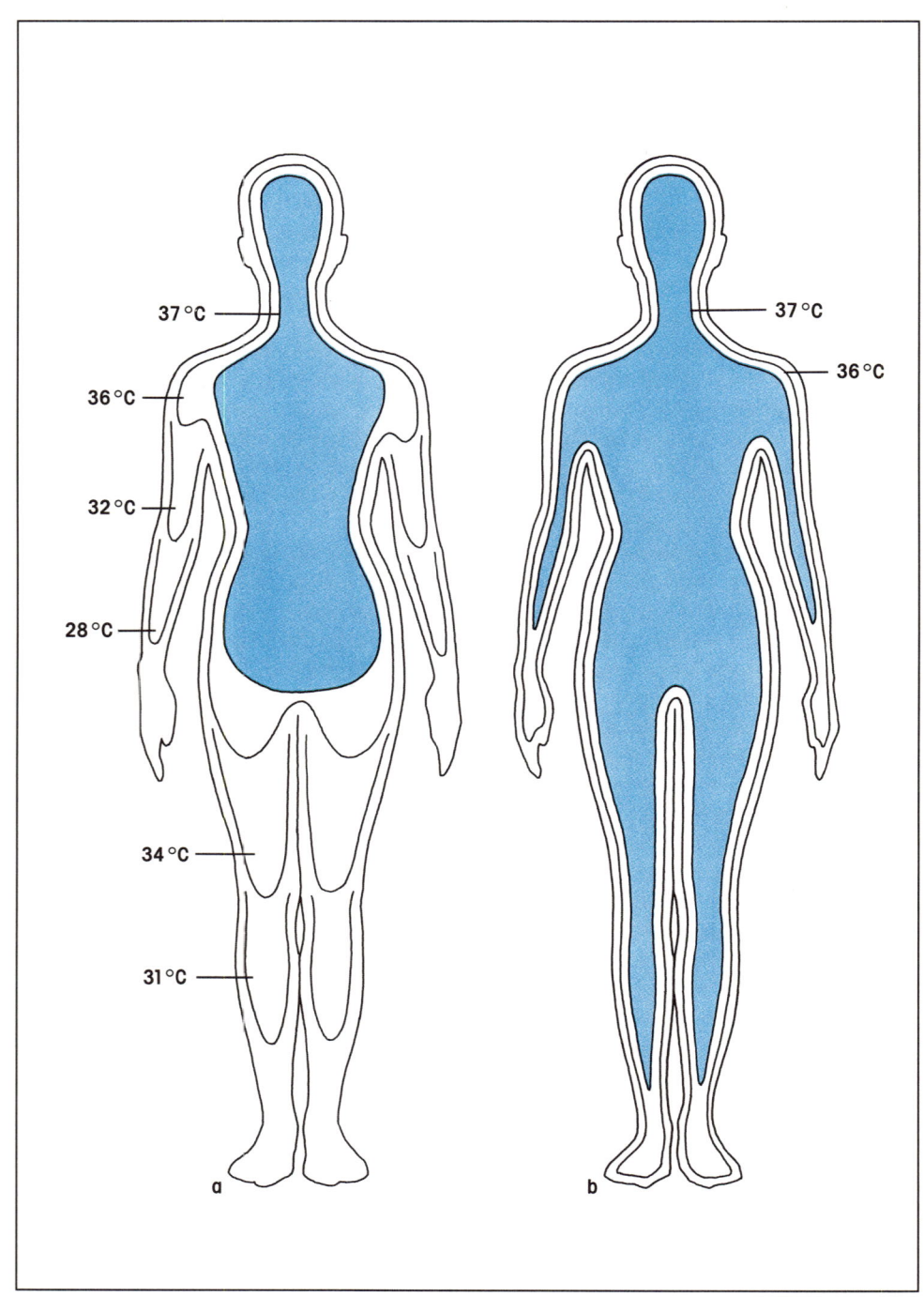

Temperaturzonen des menschlichen Körpers in kalter (a) und warmer (b) Umgebung
Der Körper besitzt die Fähigkeit, die Körpertemperatur im Bereich lebenswichtiger Organe konstant zu halten

verschiedene Funktionsstörungen im Körper auf. Besonders deutlich reagiert das Herz-Kreislauf-System. Am Herzen kann es durch die Kreislaufbelastung zur Beklemmung und zum Engegefühl bis hin zum Angina-pectoris-Anfall kommen, und der Blutdruck kann sich erhöhen oder sinken. Auch die Atmung wird durch thermische Wettereinflüsse gestört; dabei spielt dann auch noch die Luftfeuchtigkeit eine wichtige Rolle. Die Atmung kann beschleunigt oder verlangsamt werden, durch Krämpfe der Bronchialmuskulatur kommt es zur Atemnot, bei entsprechend vorbelasteten Patienten sogar zum akuten

Asthmaanfall. Schließlich werden auch noch die Funktionen des vegetativen Nervensystems aus dem Takt gebracht. Das macht sich vor allem durch Gereiztheit, Unruhe und ähnliche seelisch-nervösen Wetterbeschwerden bemerkbar. Vielleicht stört die Temperatur sogar »innere Uhren«, denn auch die Regulation der Körperwärme unterliegt im Tagesverlauf biorhythmischen Schwankungen.
Das Wechselspiel zwischen dem Wärmehaushalt des menschlichen Organismus und den thermischen Umweltbedingungen ist in der nachfolgenden Abbildung dargestellt. Ausgehend von der Komfort- oder

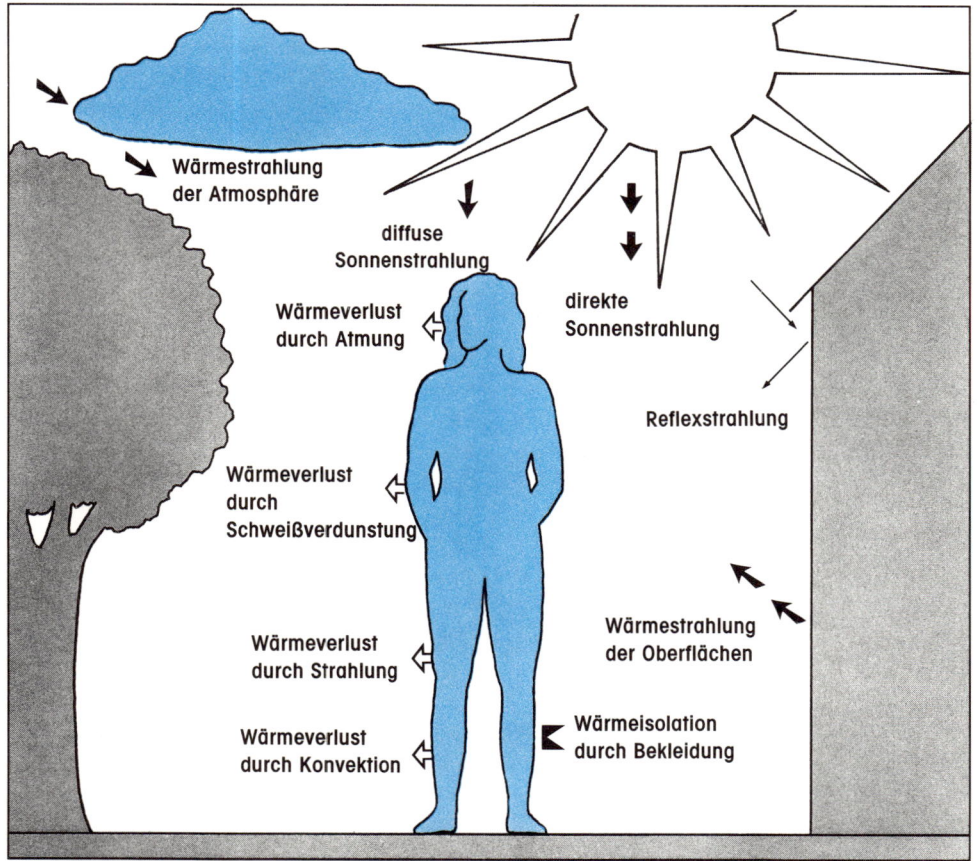

Wärmehaushalt und Umweltbedingungen
Der Wärmehaushalt des menschlichen Organismus steht mit den thermischen Umweltbedingungen in einem ständigen Wechselspiel

Behaglichkeitsgleichung, die unter Berücksichtigung von Lufttemperatur, Luftfeuchtigkeit, Strahlungstemperatur und Windgeschwindigkeit die optimal behagliche Raumtemperatur ermittelt, wurde ein ähnliches Modell für die Bedingungen im Freien entwickelt. Es trägt die Bezeichnung »Klima-Michel«. Neben den meteorologischen Faktoren Strahlung, Temperatur, Luftfeuchtigkeit und Windstärke berücksichtigt es auch die Bekleidung und die körperliche Aktivität. Es schätzt die Wärmeproduktion und Wärmeabgabe des Organismus ein und ist geeignet, eine Aussage darüber zu machen, ob sich ein Mensch an einem bestimmten Ort bei gegebenen Wetter- und Klimabedingungen unter Berücksichtigung von Kleidung und körperlicher Aktivität wohl fühlt (Komfort-Bedingung) oder ob er einer Wärmebelastung oder etwa einem Kältestreß ausgesetzt ist.

Anwendungen des »Klima-Michel-Modells« ergeben sich im Bereich des Gesundheitswesens, in der Klimatherapie, bei der Auswahl geeigneter Klimamilieus für Kuren, bei Wohnsitzberatungen, bei der Abfassung bioklimatischer Gutachten und bei Beratungen von Fremdenverkehrsverbänden, die die Ergebnisse für die Klimabeschreibungen ihrer Erholungslandschaften nutzen können.

Der photoaktinische Wirkungskomplex

Er befaßt sich mit der biologischen Wirkung der verschiedenen Strahlungsarten auf den Organismus, zum Beispiel der Ultraviolett- und Infrarotstrahlung, berücksichtigt aber auch die Strahlungsintensität und -dauer, die durch die Bewölkungsverhältnisse und die Nebelhäufigkeit stark verändert werden.

Bei Durchtritt durch die Atmosphäre wird die Sonnenstrahlung, deren Intensität hauptsächlich von der Sonnenhöhe abhängt, entsprechend der Wellenlänge in unterschiedlicher Weise geschwächt. Dies geschieht durch diffuse Zerstreuung an Luftmolekülen, Wolken-, Dunst- und Nebeltröpfchen, Eiskristallen hoher Wolken und Aerosolen, aber auch die sogenannte Absorption ist daran beteiligt. Bei Absorption wird die Strahlungsenergie vom absorbierenden Medium aufgenommen und in Wärmeenergie umgewandelt, vorübergehend gespeichert und dann wieder abgegeben. Absorbierende Medien sind Ozon, Sauerstoff, Kohlendioxid, Wasserdampf und in geringem Maß auch Aerosole. Mit Ausnahme des Ozons, das in 20 bis 30 Kilometer Höhe konzentriert ist und alle Strahlen mit einer Wellenlänge unterhalb von 290 Nanometern (ein Nanometer entspricht einem Milliardstel Meter) absorbiert, sind alle anderen Medien in der Troposphäre wirksam. Der Energieverlust der Strahlung durch Ozon in der sogenannten Hartley-Bande in 45 bis 50 Kilometer Höhe ist mit 1,3 Prozent gering, um so effektiver aber schützt die Filterwirkung der Ozonschicht das Leben auf der Erde vor schädigenden Strahlen.

Nicht umsonst ist eine lebhafte wissenschaftliche Diskussion um den Abbau der Ozonschicht durch das vornehmlich in Spraydosen verwendete Treibgas (Tetrafluorchlorkohlenwasserstoff) entbrannt. Diese leichten Gase erreichen die Ozonschicht und vermindern durch chemische Reaktionen die Ozonkonzentration. Dadurch erreicht mehr schädigende Strahlung die Erde.

Beim Durchtritt durch die Atmosphäre ändert sich aber auch die Energieverteilung der Sonnenstrahlung in Abhängigkeit von der Wellenlänge. Nach biologischen Gesichtspunkten geordnet ergeben sich folgende Wellenbereiche mit den zugehörigen Wellenlängen:

Spektralbereich	Wellenlänge in Nanometern (nm)
Infrarot C	1 000 000 bis 3 000 nm
Infrarot B	3 000 bis 1 400 nm
Infrarot A	1 400 bis 780 nm
Sichtbares Licht	780 bis 380 nm
Ultraviolett A	380 bis 315 nm
Ultraviolett B	315 bis 280 nm
Ultraviolett C	280 bis 100 nm

Etwa 46 Prozent der Gesamtstrahlung sind sichtbares Licht, 47 Prozent Infrarotstrahlung und 7 Prozent Ultraviolettstrahlung. Wie schon erwähnt, wird die Ultraviolett-C-Strahlung durch die absorbierende Wirkung des Ozons in der Atmosphäre in 20 bis 30 Kilometer Höhe von der Erde ferngehalten.

⇨ Das Infrarotlicht ist am Wärmehaushalt des menschlichen Organismus beteiligt. Es führt ihm Wärmeenergie zu. Ist unser Körper einer massiven Infrarotstrahlung ausgesetzt, reagiert die Haut mit einer fleckigen Hyperämie. Durch vermehrte Durchblutung färbt sich die Haut an einigen Stellen unregelmäßig rot.

⇨ Die Ultraviolettstrahlung wird therapeutisch zur Behandlung von Rachitis, zur Stärkung des Abwehrsystems und zur Beeinflussung des Vitamin- und Stoffwechselhaushaltes genutzt.

⇨ Das sichtbare Licht ist biologisch für das menschliche Sehen von großer Bedeutung und dient der Steuerung von Biorhythmen. Es deckt auch den Energiebedarf für die Photosynthese der Pflanzen und ist damit eine wesentliche Voraussetzung unserer Ernährung. Die Menschheit

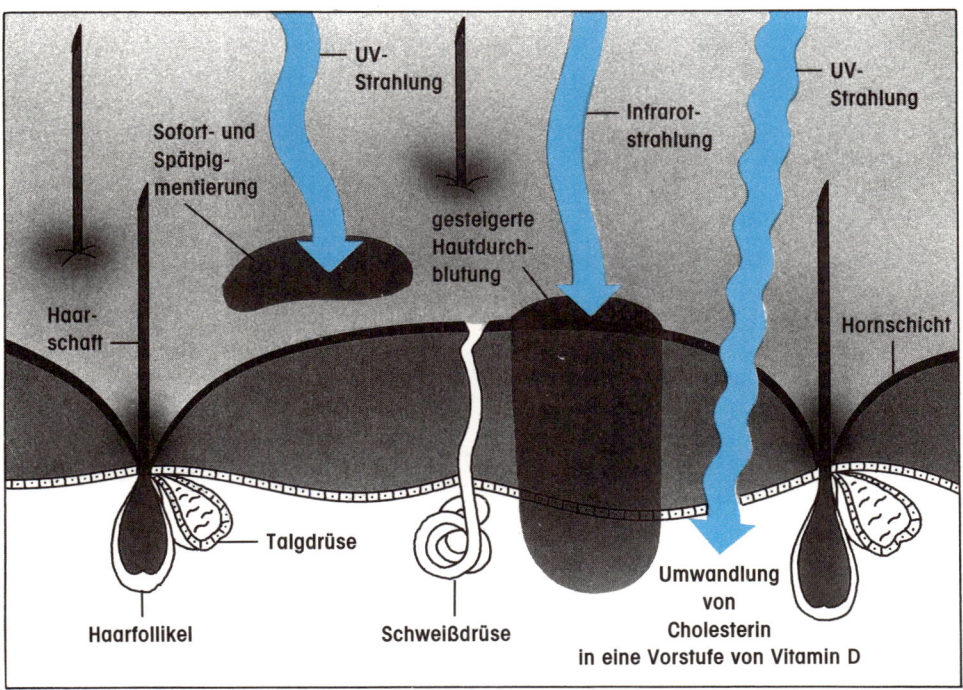

Die Wirkungen des Lichts auf die Haut
Das Sonnenlicht steigert die Hautdurchblutung, führt zur Bräunung der Haut und fördert die Umwandlung von Cholesterin in eine Vorstufe von Vitamin D. Zuviel Sonnenlicht läßt die Haut vorzeitig altern und erhöht die Krebsgefahr

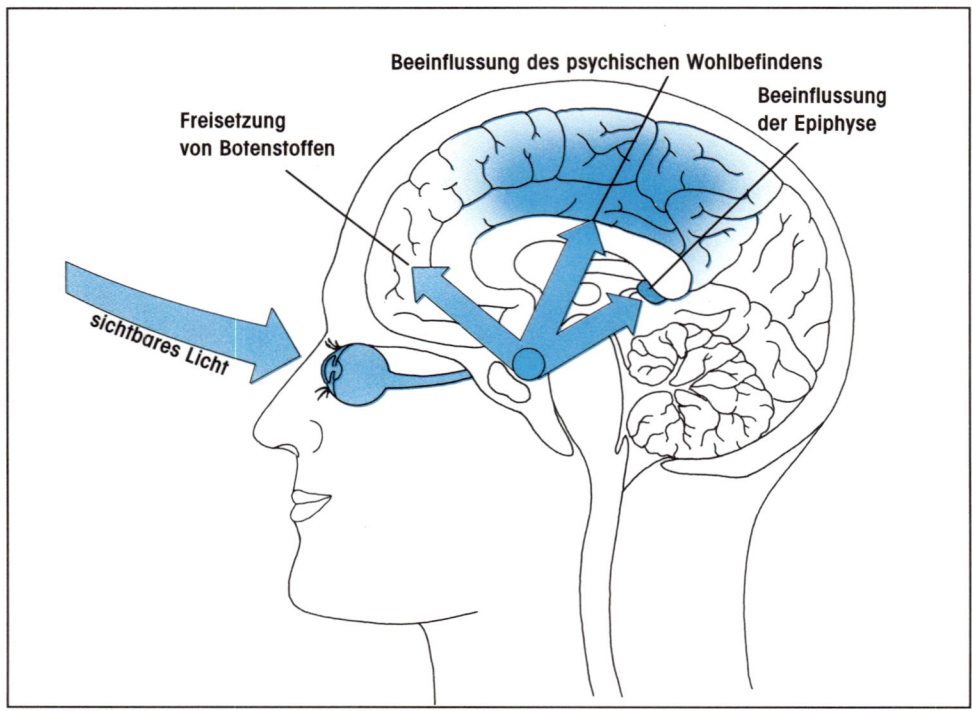

**Freisetzung
von Botenstoffen**

Beeinflussung des psychischen Wohlbefindens

**Beeinflussung
der Epiphyse**

sichtbares Licht

Wirkungen des Lichts im Zentralnervensystem
Das sichtbare Licht ist nicht nur für den Sehvorgang notwendig, sondern beeinflußt über verschiedene Mechanismen auch unser psychisches Wohlbefinden und biologische Rhythmen, zum Beispiel den Schlaf-Wach-Rhythmus

verbraucht täglich etwa 10 Milliarden Kilowattstunden Energie in Form von gespeicherter Strahlungsenergie.

Das Sonnenlicht beeinflußt also auf vielfache Weise unser körperliches und seelisches Wohlbefinden. Es wirkt jedoch, abhängig von der Wellenlänge des Lichts, ganz verschieden. Das Ultraviolettlicht verändert die Hautfarbe. Es wandelt das in der Haut vorhandene Pigment Melanin in eine dunklere Form um. Dadurch kommt es zur sogenannten Sofortpigmentierung. Gleichzeitig regt es die Haut an, vermehrt Pigment zu bilden. Dies führt nach einigen Tagen zur Spätpigmentierung, die beispielsweise als »Sommerbräune« bis tief in den Winter anhalten kann. Ist die Ultraviolettstrahlung jedoch zu stark, wird die

Haut geschädigt. Ein Sonnenbrand entsteht. Kommt es häufiger zum Sonnenbrand, altert die Haut vorzeitig, schlimmstenfalls entwickelt sich als Folge dieser Unvernunft Hautkrebs.

Darüber hinaus greift das Ultraviolettlicht über zahlreiche Wege auf den Stoffwechsel ein und spielt eine große Rolle beim Vitamin-D-Stoffwechsel. In der Leber wird Cholesterin synthetisiert, das in der Haut durch das Ultraviolettlicht in eine Vorstufe dieses Vitamins umgewandelt wird. Die Leber stellt daraus 25-Hydroxicholecalciferol her, das in der Niere dann endgültig zu Vitamin D (1,25 Dihydroxicholecalciferol) umgewandelt wird. Das Vitamin D ist notwendig, um Kalzium in die Knochen einlagern zu können.

Das sichtbare Licht wird vom Menschen über die Augen wahrgenommen und ruft sehr unterschiedliche seelische Wirkungen, die von der Persönlichkeitsstruktur bestimmt werden, hervor. Außerdem ist es an der Steuerung unserer Biorhythmen beteiligt. Auf noch nicht genau geklärte Weise wirkt das sichtbare Licht auch auf die Zirbeldrüse im Gehirn, über deren Funktionen bisher erst wenig bekannt ist. Es scheint, daß das Licht die Neurotransmitter im Gehirn beeinflußt und dadurch unter anderem die Stimmungslage verändert. Lichtmangel begünstigt Depressionen und damit meist verbundene Schlafstörungen, die man wegen ihrer jahreszeitlichen Häufung als »Winterdepressionen« bezeichnet. Durch Bestrahlung mit künstlichem Licht, das dem Sonnenlicht angeglichen wurde, können sie deutlich gebessert oder geheilt werden.

Der luftchemische Wirkungskomplex

Er beschreibt die Reaktionen, die natürliche und durch den Menschen (anthropogene) verursachte Luftbeimengungen im Organismus auslösen. Unsere Atemluft enthält in einem konstanten Verhältnis 21 Prozent Sauerstoff, 78 Prozent Stickstoff und insgesamt 1 Prozent an Edelgasen und Spurenstoffen. Der Sauerstoff ist für alle Verbrennungsprozesse im Organismus notwendig. Der Stickstoff geht unter normalen Bedingungen keine Verbindung mit anderen Bestandteilen unserer Atmosphäre ein.
Zu den natürlichen Luftbeimengungen gehören die gasförmigen radioaktiven Elemente des Radiumzerfalls, das in geringer Konzentration vorkommende Ozon, von der Meeresoberfläche in die Luft übergetretene Salzpartikel, die an den Küsten und auf Inseln therapeutisch genutzt werden, sowie das Jod, das im Stoffwechsel-und Hormonhaushalt eine Rolle spielt. Auch

Pollen aller Art müssen genannt werden, die von Frühjahr bis Herbst bei immer mehr Menschen Allergien hervorrufen. Gesunde vertragen die Blütenpollen ohne Reaktion. Beim Allergiker reagiert das Abwehrsystem überschießend darauf; zu den häufigsten Folgen gehören Heuschnupfen und Asthma. Die Ursachen der Pollenallergien sind erst teilweise geklärt. Neben anlagebedingten Faktoren stehen vor allem Umweltschadstoffe, die das Immunsystem schädigen, und Fehler der Ernährung und Lebensweise im Verdacht, deren Auftreten zu begünstigen.
Anthropogene, durch den Menschen bedingte Luftbeimengungen sind solche, die als Aerosole (zum Beispiel Ruß und Staub) oder als Gase von der Industrie, dem Gewerbe, den Haushalten und dem Straßen- und Luftverkehr an die Umwelt abgegeben werden. Sie werden in unserer Gesellschaft zu einem immer größeren Problem, dessen Bewältigung eine noch größere Herausforderung darstellt.
Staub wird vor allem auf der Haut und in den Lungen abgelagert. Von der Haut entfernt man ihn zwar beim Waschen, trotzdem kann es auch hier zu Reizungen und

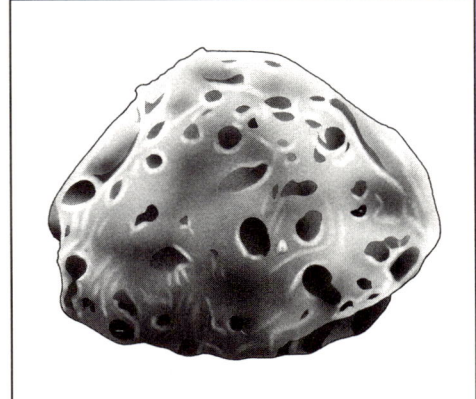

Rußpartikel
Ruß kann sich zusammen mit Staub in der Lunge ablagern und dort Erkrankungen hervorrufen

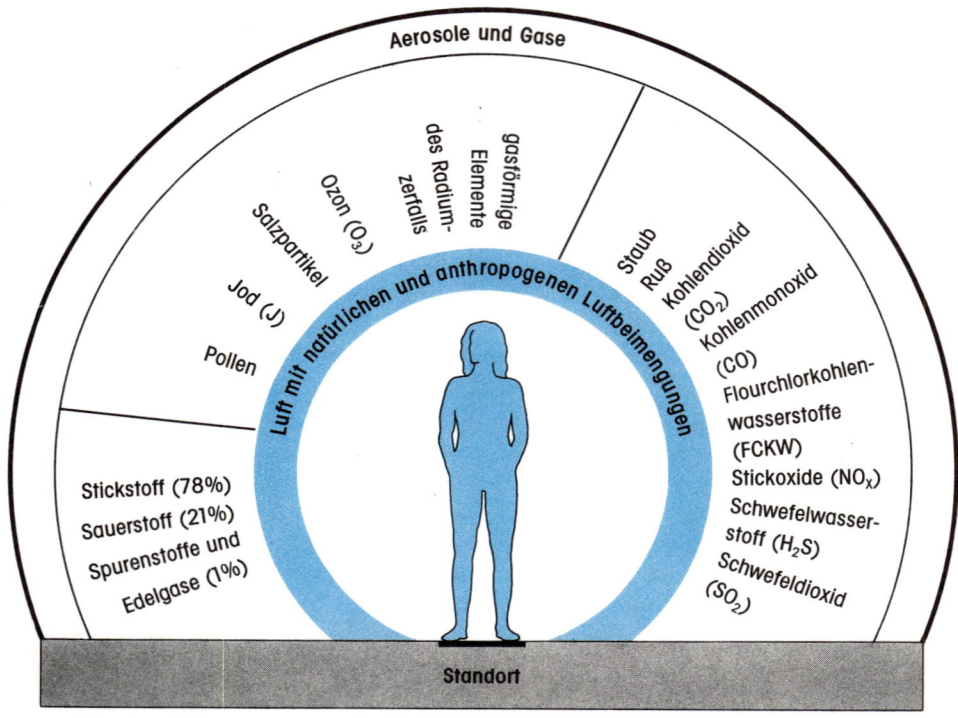

Aerosole und Gase

gasförmige Elemente des Radium-zerfalls

Ozon (O₃)

Salzpartikel

Jod (J)

Pollen

Staub
Ruß
Kohlendioxid (CO₂)
Kohlenmonoxid (CO)
Flourchlorkohlen-wasserstoffe (FCKW)
Stickoxide (NO$_x$)
Schwefelwasser-stoff (H₂S)
Schwefeldioxid (SO₂)

Luft mit natürlichen und anthropogenen Luftbeimengungen

Stickstoff (78%)
Sauerstoff (21%)
Spurenstoffe und Edelgase (1%)

Standort

Luftchemischer Wirkungskomplex
Der Einfluß von Aerosolen und Gasen auf den menschlichen Organismus

Entzündungen kommen. Viel gefährlicher aber ist der Staub in der Lunge. Er kann dort, abhängig von der Art des Staubes, Erkrankungen hervorrufen, die gut- oder bösartig verlaufen. Die Atmung wird zunehmend behindert, die Sauerstoffaufnahme erschwert, und es besteht chronischer Husten, mit dem der Körper versucht, den Staub zu entfernen.
Zu den wichtigsten, für den Menschen schädlichen Luftbeimengungen gehören:

⇨ Kohlendioxid (CO₂), ein farbloses, schweres Gas, das bei der Verbrennung kohlenstoffartiger Verbindungen entsteht; in zu hoher Konzentration führt es zu Kopfschmerzen, Ohrensausen, Blutdruckerhöhung, Atemnot, in schweren Fällen Bewußtlosigkeit und Erstickungstod.

⇨ Kohlenmonoxid (CO), ein geruch-, farb und geschmackloses Gas, das unter anderem in den Autoabgasen enthalten ist; es erzeugt Kopfschmerzen, Schwindel, Ohnmachtsneigung, in schweren Fällen Tod durch Atemlähmung und Herzversagen.
⇨ Methan (CH₄), auch als Sumpf- oder Grubengas bekannt, kommt in der Natur zum Beispiel in Kohlenflözen, Sümpfen und im Faulschlamm der Abwässer vor, außerdem, auch in den Darmgasen von Mensch und Tier; das farb- und geruchlose Gas wirkt betäubend und erstickend.
⇨ Stickoxide (N₂O, NO₂) stören den Sauerstofftransport im Körper und erzeugen Kopfschmerzen, Schwindel, Übelkeit, Müdigkeit, Atemnot, Bewußtlosigkeit und Störungen des zentralen Nervensystems; die farblosen Gase kommen unter ande-

rem aus den Auspuffanlagen der Kraftfahrzeuge.

⇨ Schwefelwasserstoff (H₂S), ein widerlich riechendes Gas, entsteht bei der Fäulnis organischer Stoffe und aus Kokerei- und Leuchtgasen; in zu hoher Konzentration erzeugt es Reizungen der Augen-, Nasen-, Rachenschleimhaut, Kopfschmerzen, Schwindel, Atemnot und schlimmstenfalls tödliche Atemlähmung.

⇨ Schwefeldioxid (SO₂) tritt vor allem bei Smog in hoher Konzentration auf; das stechend riechende Gas reizt die Augen- und Bronchialschleimhaut stark, in hoher Dosis kann es durch Stimmritzenkrampf rasch zum Ersticken führen.

⇨ Ozon (O₃), ein je nach Konzentration farbloses bis blaues Gas, unterscheidet sich vom normalen Sauerstoff (O₂) durch ein drittes Sauerstoffatom. Ozon kommt in unterschiedlicher Konzentration in der Luft vor. In höherer Konzentration reizt es die Augen und Atemwege, führt zu Müdigkeit und Kopfschmerzen und scheint auch zu den Föhnbeschwerden beizutragen.

Die genannten Luftschadstoffe werden in unterschiedlicher Menge an die Luft abgegeben und zeigen auch unterschiedliche Verbreitungsgebiete. Industrieunternehmen geben ihre Schadstoffe über hohe

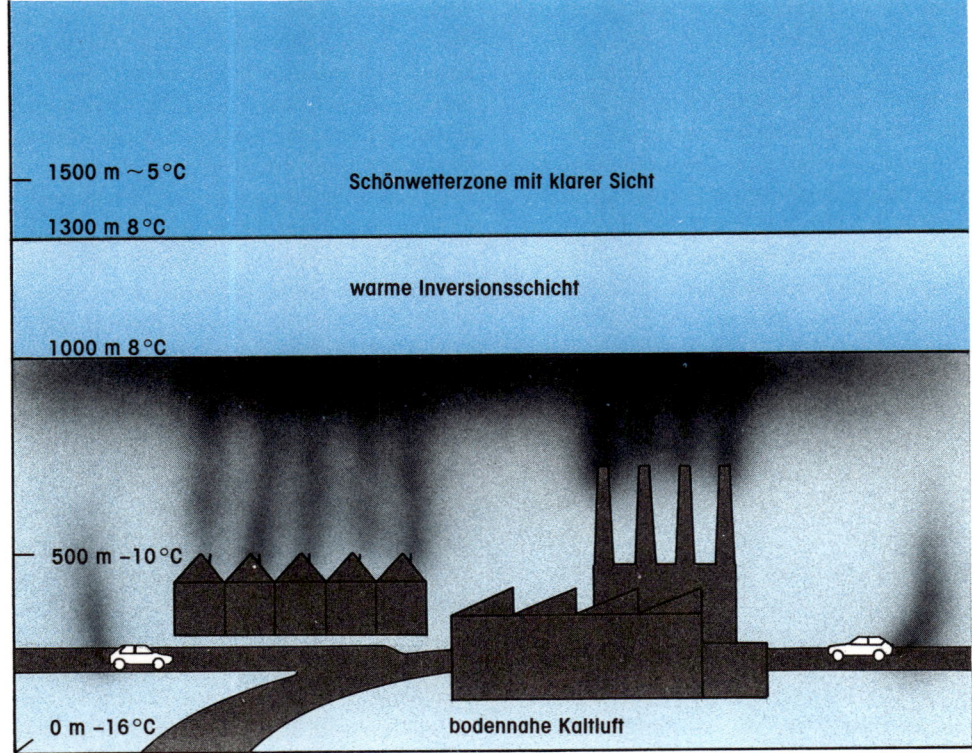

1500 m ~5°C — Schönwetterzone mit klarer Sicht

1300 m 8°C

warme Inversionsschicht

1000 m 8°C

500 m −10°C

0 m −16°C — bodennahe Kaltluft

Smog-Wetterlage
Smog entsteht, wenn sich die bodennahen Luftschichten nachts sehr stark abkühlen und die darüberliegenden Luftschichten durch ein winterliches Hochdruckgebiet erwärmt werden. Es bildet sich dann eine Sperrschicht, die den Luftaustausch vollkommen verhindert und zur Anreicherung von Schadstoffen führt

Schornsteine meist in 100 bis 300 Meter Höhe ab. So sorgen sie zwar dafür, daß die Schadstoffe nicht in unmittelbarer Umgebung niedergehen, rasch weitertransportiert und verdünnt werden, tragen damit aber auch dazu bei, daß die Luft auch in industriefreien Gebieten verunreinigt wird. Dadurch ist die nahezu flächendeckende Ausbreitung und Anreicherung von Luftschadstoffen ein nahezu globales Problem geworden, das auch nur auf internationaler Ebene befriedigend gelöst werden kann.

Besonders schlechte Luft stellt sich bei der sogenannten Smog-Wetterlage ein. Die Bezeichnung Smog setzt sich aus den beiden englischen Wörtern »smoke« (Rauch) und »fog« (Nebel) zusammen. Smog entsteht bei winterlichen Hochdrucklagen, die in Höhenlagen zwischen 500 und 1 000 Metern Erwärmung bringen. Wenn die bodennahen Luftschichten in der Nacht sehr stark abkühlen, kommt es zu einer Umkehr der normalen Temperaturschichtung. Normalerweise nimmt die Lufttemperatur je 100 Meter um 0,7 Grad Celsius ab. Bei Smog dagegen nimmt die Temperatur oberhalb der bodennahen Kaltluftschicht stark zu. Man spricht dann von einer Inversion, die als Sperrschicht den Luftaustausch zwischen bodennahen Kaltluft und höheren Luftschichten vollkommen unterbindet. Das bedeutet, daß sich in der unteren Luftschicht auch die Schadstoffe anreichern. Die Konzentration der Schadstoffe ist besonders groß bei niedriger Inversionshöhe, bei starker Labilität und langer Andauer der Smog-Wetterlage. Die Luftverunreinigungen treten bei dieser Wetterlage oft auch in Verbindung mit Nebel auf. In den bodennahen Kaltluftschichten ist einerseits die Luftfeuchtigkeit genügend hoch, andererseits sind durch die Schadstoffkonzentration ausreichend Kondensationskerne, die zur Nebelbildung notwendig sind, anzutreffen. Von einer solchen austauscharmen Wetterlage sind besonders ältere Menschen betroffen, die unter Erkrankungen der Atemwege und unter Herz-Kreislauf-Störungen leiden. Bei einer lange anhaltenden Smog-Situation in London im Winter 1952 stieg die Sterblichkeit älterer Menschen über 65 Jahre um das 3- bis 4fache gegenüber normalen Wetterlagen an.

Auch bei uns kam es in den vergangenen Wintern oft zu Smog. Vor allem in den Jahren 1981 und 1982 mußte in einigen Ballungsgebieten Nordrhein-Westfalens und in einigen Großstädten Smog-Alarm gegeben werden. Dafür zuständig ist der Smog-Warndienst der Bundesländer. Er überwacht anhand von Meßnetzen, die von den jeweiligen Landesanstalten für Umweltschutz betrieben werden, die Schadstoffkonzentrationen in der Luft. Wird bei der Messung die Überschreitung eines bestimmten Schwellenwertes für Schadstoffe registriert, sind die verantwortlichen Behörden angewiesen, Maßnahmen zu ergreifen, um eine weitere Anreicherung von Schadstoffen in der Luft zu vermeiden. Die Verursacher der Luftverschmutzung müssen die Abgabe von Schadstoffen einschränken oder dürfen überhaupt keine Schadstoffe mehr in die Luft abgeben. Dies kann zum Beispiel zu einer vorübergehenden Stillegung des privaten Autoverkehrs führen und zu Warnungen an alte und kranke Menschen, besonders an solche, die unter Atemwegserkrankungen leiden, das Haus nicht zu verlassen. Nimmt die Schadstoffkonzentration in der Luft dennoch zu, sind noch andere Maßnahmen nötig. Das Ausmaß der Smog-Situation wird durch drei Warnstufen – Vorwarnung, Warnstufe 1 und Warnstufe 2 – zum Ausdruck gebracht. In der nachfolgenden Abbildung ist beispielhaft die Schwefeldioxidkonzentration in einer Stadt während einer Smog-Wetterlage dargestellt. Sie zeigt, daß zum Teil erhebliche Schadstoffkonzentrationen in der Atemluft erreicht werden.

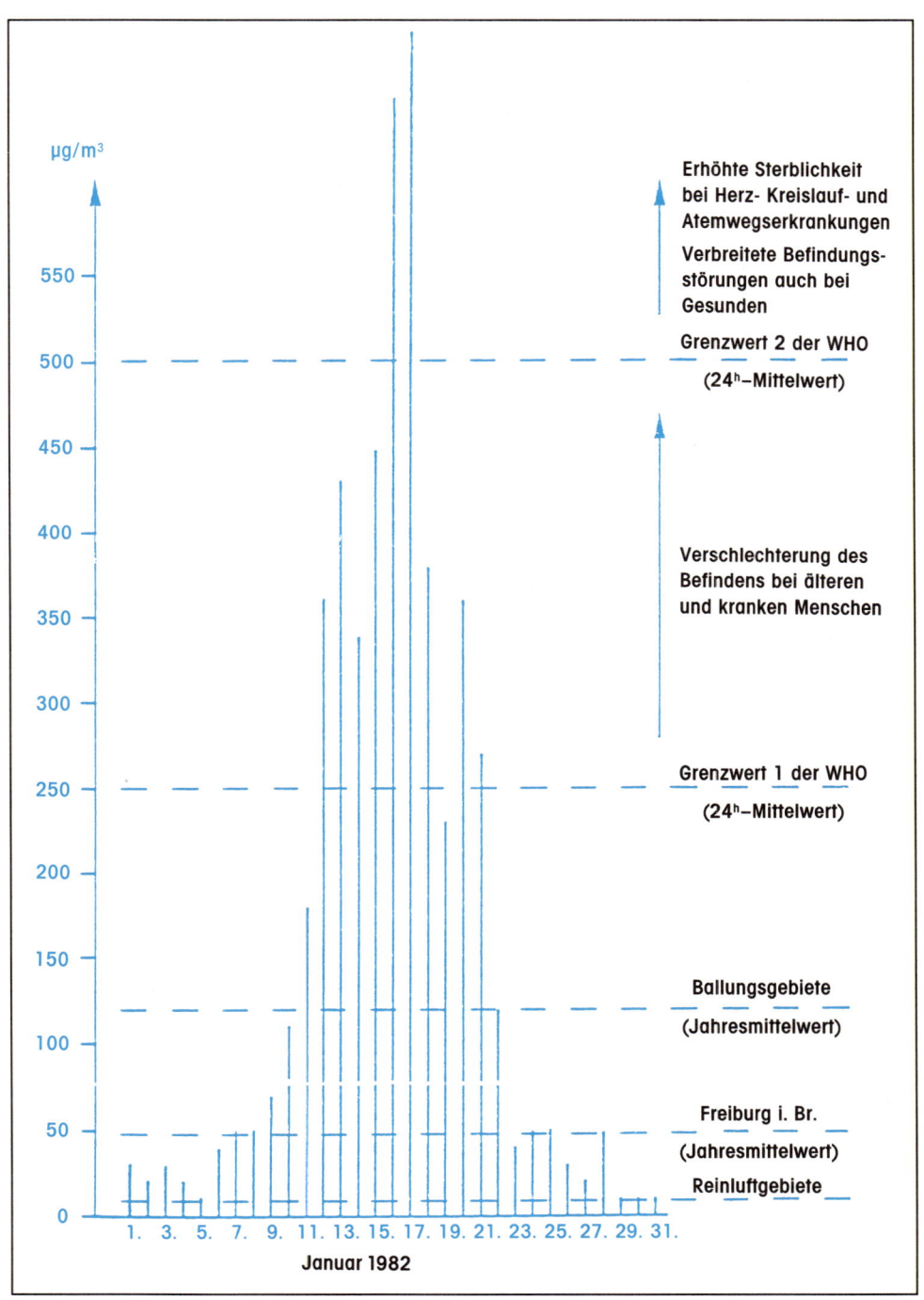

Schwefeldioxydkonzentration in der Atemluft (nach E. Schultz)
Tagesmittelwerte im Januar 1982 gemessen beim Wetteramt Freiburg, die an einigen Tagen die
von der WHO festgelegten Grenzwerte überschritten

Oberhalb der Inversion herrscht schönes Wetter. Sonne, relativ hohe Temperaturen, reine Luft und oft eine gute Fernsicht erfreuen in den Mittelgebirgen und in den Alpen Winterurlauber, Urlaubsorte und Kurorte gleichermaßen.

Während die Reaktion des Waldes auf die Schadstoffbelastung Anlaß zu großangelegten Untersuchungen war, um die Ursache des Waldsterbens herauszufinden und Gegenmaßnahmen einleiten zu können, sind entsprechende Forschungsprojekte über die Wirkung von verschiedenen Luftschadstoffen auf den menschlichen Organismus erst vor wenigen Jahren in Gang gekommen. Ergebnisse liegen jedoch noch nicht vor.

Die Kurorte: Klassifikation und Klimate

Einteilung der Kurorte

Um die in den vergangenen Jahrzehnten gewonnenen wissenschaftlichen Erkenntnisse über das Klima und seine Auswirkungen auf den menschlichen Organismus therapeutisch gezielter nutzen zu können, wurden gemeinsam von Ärzten und Medizinmeteorologen »Begriffsbestimmungen für Erholungsorte, Kurorte und Heilbrunnen« herausgegeben. Sie legen fest, welche klimatischen Bedingungen ein Ort zu erfüllen hat, um sich Erholungsort, Luftkurort oder Heilbrunnen nennen zu dürfen. Damit soll gewährleistet sein, daß nur solche Orte beispielsweise zum Kurort ernannt werden, die ein für die Heilanwendung oder Erholung günstiges Klimamilieu haben. Es soll hinsichtlich seiner Wirkfaktoren sowohl eine medizinische Kur als auch einen Erholungsurlaub im positiven Sinn begleiten können.

Dieses Klimamilieu ist durch ein Kurort-Klimagutachten nachzuweisen. Das Gutachten beruht meist auf Ergebnissen, die anhand zweijähriger Messungen aller wesentlichen Klimaelemente und anhand einjähriger Messungen der Luftreinheitsverhältnisse gewonnen werden.

In den »Begriffsbestimmungen« sind Grenzwerte festgelegt, die hinsichtlich des Klimas und der Luftreinheit eingehalten werden müssen. Das Gutachten muß auch eine bioklimatische Bewertung enthalten, daß heißt, es muß auf die am betreffenden Ort zu erwartenden Schon-, Reiz- und Belastungsfaktoren eingehen. Diese Bewertung dient dem klimatherapeutisch erfahrenen Arzt als Grundlage für seine medizin-klimatologische Analyse. Sie macht Aussagen über die Behandlungsmöglichkeiten bestimmter Krankheiten vor Ort. Solche Analysen werden von Universitätsinstituten für Bäderheilkunde und Klimaphysiologie oder von einem eigens als Gutachter befähigten Arzt angefertigt.

Erholungsorte

Für diese Bezeichnung gibt es keine einheitlichen Richtlinien in den einzelnen Bundesländern. Erholungsorte sind für Urlauber gedacht, die dem Alltag entfliehen und an einem landschaftlich reizvollen und klimatisch günstigen Ort ihre körperlichen und seelischen Reserven auffüllen möchten. Für das Prädikat »Erholungsort« müssen daher keine ortsgebundenen Messungen der Klimaelemente vorgenommen werden. Es genügt eine »orientierende Klimaanalyse«, deren Aussagen auf Messungen einer benachbarten, vergleichbaren Klimastation und einer qualitativen Einschätzung des Lokalklimas beruhen. Allerdings ist der Nachweis unbelasteter Luft zu erbringen. Hierzu werden stichprobenartige Messungen der Staub- und Rußbelastung sowie gasförmiger Beimengungen bei austauscharmen Wetterlagen durchgeführt.

Luftkurorte

Neben den für den Erholungsort geltenden Voraussetzungen muß ein Luftkurort zusätzlich bestimmten Anforderungen hinsichtlich Sonnenscheindauer, Wärmebelastung, Luftreinheit, Nebelvorkommen und Bewölkungs- und Niederschlagsverteilung gerecht werden. Die Klimadaten entnimmt der Gutachter zweijährigen Messungen, die alle Klimaelemente berücksichtigen. Sie werden mit den Daten einer Meßstation verglichen, die ein vergleichbares Klima hat. Zusätzlich werden einjährige Messungen der Staub-, Ruß- und gasförmigen Schadstoffbelastung durchgeführt. Staub und Ruß werden anhand der sogenannten Folienmethode (Gewicht, Menge, Größe der Teilchen) gemessen, bei gasförmigen Beimengungen (Schwefeldioxid und Stickoxiden) werden die Konzentrationen bestimmt. Die Ergebnisse werden dann nach bestimmten Grenzwerten beurteilt. Die geforderte »kleine Klimaanalyse« beschreibt die Gesamtheit der Klimafaktoren und deren Wirkung auf den Organismus. Ihr Ergebnis soll zeigen, daß sich an diesem Ort kranke und erschöpfte Menschen regenerieren können. Auch sie wird ergänzt durch ein medizinklimatologisches Gutachten, das Auskunft über jene Krankheiten gibt, die im beschriebenen Klimamilieu günstig beeinflußt werden können.

Heilklimatische Kurorte

Dieses Prädikat soll nur an solche Orte vergeben werden, die eine Klimatherapie anbieten können. Mit anderen Worten, der heilklimatische Kurort setzt ein therapeutisch anwendbares Klima voraus, das in einer »großen Klimaanalyse« eingehend zu begründen ist. Das Lokalklima darf keine belastenden Faktoren, sondern nur Schon- und Reizfaktoren als typische Eigenheiten aufweisen. Sie müssen geeignet sein, bestimmte Krankheiten nach einem kurärztlichen Behandlungsplan positiv zu beeinflussen.

Die ergänzende medizinklimatologische Analyse, von Fachärzten erstellt, sollte mindestens für die Haupheilanzeigen, also Herz-Kreislauf- und Atemwegserkrankungen, eine therapeutische Anwendung gewährleisten. Wegen der besonderen klimatischen Voraussetzungen, die heilklimatische Kurorte erfüllen müssen, wundert es nicht, daß diese fast ausschließlich im Mittel- und Hochgebirge oder an der See liegen. Dort können dem Organismus hinsichtlich verträglicher Temperaturen, des Sauerstoffangebots, des Wasserdampfdrucks, der Strahlungsbedingungen und der Luftreinheit besonders günstig wirkende Bedingungen geboten werden.

Es sei auch erwähnt, daß heilklimatische Kurorte ständig eine Kurort-Klimastation unterhalten müssen und wie auch in Luftkurorten alle fünf bis zehn Jahre die Luftreinheitsverhältnisse überprüft werden müssen. Diese Kontrollen sind notwendig, weil Baumaßnahmen und ständig zunehmender Verkehr – gerade in den Kurorten – das Klima und die Luftreinheit in einigen Jahren merklich verschlechtern können.

Heilbäder, Kneippheilbäder und Kneippkurorte

In diesen Einrichtungen steht die medizinische Anwendung von natürlichen Heilmitteln aus dem Boden – also Heilwasser, Heilgas und Heilschlamm – im Vordergrund. Zum Nachweis eines geeigneten Klimas genügt eine »kleine Klimaanalyse«. Die medizinklimatologische Analyse soll nachweisen, daß günstige Gesundungs- und Erholungsmöglichkeiten bestehen. Bei der Vergabe des Prädikats kann es durchaus vorkommen, daß klimatische und lufthygienische Mängel eine Anerkennung als Heilbad nicht verhindern können, da – wie schon gesagt – andere Faktoren höher bewertet werden. Beispiele dafür sind die Heilbäder am Oberrhein, dort bringt der Verkehr neben dem Hausbrand bei austauscharmen Wetterlagen im Winterhalbjahr, aber auch im Sommer durch den Urlaubsverkehr starke Belastungen der Luft mit sich. Sie sind für diese Orte, an denen Kranke gesunden wollen, eher abträglich – ein Zustand, der nach Abhilfe schreit –, die Anerkennung als Heilbad aber können sie nicht verhindern. Deshalb soll noch ein Wort dazu gesagt werden, wie die Luftqualität in solchen Heilbädern verbessert werden kann:

⇨ Die Luftverschmutzung durch die privaten Haushalte sollte vermindert werden. Der Betrieb von Kachelöfen und Kaminen hat nach der Ölkrise stark zugenommen. Gerade die Verbrennung von Feststoffen, wie Holz, Kohle und Briketts, bedingt einen hohen Schadstoffausstoß. An ihrer Stelle sollten Energieformen, die die Luft weniger verschmutzen, zum Beispiel Gas, Elektrizität und Fernwärme, bevorzugt werden.
⇨ Der Kraftverkehr als größter und gesundheitlich bedenklichster Schadstofflieferant sollte durch verkehrsberuhigte Zonen und – falls möglich – durch den Bau von Umgehungsstraßen in Kurorten und Heilbädern weitgehend vermindert werden. Auch technische Maßnahmen zur Abgasverminderung von Kraftfahrzeugen, auch mit Dieselmotoren, können entscheidend die Luftverschmutzung verringern.

Bioklimazonen

Zur räumlichen Abgrenzung der typischen Eigenheiten eines Klimas für den Arzt, für klimatische Beratungen und auch für das Fremdenverkehrsgewerbe genügt eine Darstellung des Klimas nach Bioklimazonen. Man unterscheidet nach Belastungs-, Schon- und Reizklima. Das Reizklima wird noch entsprechend den mit der Höhe zunehmenden Reizwirkungen einzelner Klimaelemente in reizmild, reizschwach, reizmäßig und reizstark unterteilt.

Das Belastungsklima

Das Belastungsklima ist überall dort anzutreffen, wo es im Sommer, vor allem im Juli und August, häufiger sehr warm ist und wo man im Spätherbst und Winter öfter mit der Bildung von Nebel und Hochnebel zu rechnen hat. Im luftchemischen Wirkungskomplex wurden die bei solchen austauscharmen Wetterlagen auftretenden Schadstoffkonzentrationen und die damit verbundenen Wirkungen auf den Organismus bereits erläutert. Die im Sommer im Belastungsklima an durchschnittlich 30 bis 35 Tagen auftretende Wärmebelastung infolge hoher Temperaturen und gleichzeitig höherer Luftfeuchtigkeit, ruft bei Menschen mit niedrigem Blutdruck Reaktionen und Befindungsstörungen hervor, die schon beschrieben wurden. Diese Bioklimazone eignet sich für Kuren oder Erholungsaufenthalte kranker Menschen nur in den Monaten April und Mai und im Frühherbst, weil zu dieser Zeit die geschilderten, belastend wirkenden Klimafaktoren am wenigsten in Erscheinung treten.

Das Schonklima

Dieses findet man in der Vorbergzone der Mittelgebirge etwa zwischen 300 und 600 Meter Höhe. In Mittelgebirgen nördlich des Mains kann die Untergrenze, entsprechend der allgemein niedrigeren Lage des Landes, auf 200 bis 250 Meter angesetzt werden. Das Schonklima zeichnet sich, weil der Waldanteil seiner Landschaften verhältnismäßig groß ist, durch ausgeglichene Strahlungs-, Temperatur- und Windverhältnisse aus. Es stellt daher geringere Anforderungen an den Organismus und eignet sich deshalb besonders für kranke, ältere und erholungs- und ruhebedürftige Menschen.
Das Schonklima, in dem die belastenden Faktoren tiefer Lagen ebenso selten sind

wie die in den hohen Lagen auftretenden starken Klimareize, wirkt – der Name sagt es schon – schonend und beruhigend auf den Organismus. Es dämpft die Aktivität des vegetativen Nervensystems, schont das Herz und den Kreislauf, aber auch die Atmung. Es stellt geringe Anforderungen an die Regulation des Wärmehaushaltes und setzt den Stoffwechsel herab. Die Durchblutung wird ebenso wenig beansprucht wie die Sekretion der Schleimhäute.

Im Frühjahr äußert sich die Milde dieses Klimas vor allem in den unteren Hanglagen, in einem frühzeitigen Frühlingsanfang. Im Sommer und Frühherbst steigen die Temperaturen trotz günstiger Strahlungsbedingungen nicht so stark an wie in den Niederungen. In den Abend- und Nachtstunden sorgen lokale Windsysteme nach heißen Tagen für Abkühlung und einen gesunden Schlaf. Im Spätherbst und im Winter überwiegen bei mäßigen Klimareizen die Nachteile. Günstig für Aufenthalte ist die Zeit von April bis Oktober, ungünstig sind hingegen die Verhältnisse im November.

Das Reizklima

Das Reizklima wird je nach Höhenlage in reizmild, reizschwach, reizmäßig und reizstark differenziert. Man findet es in Mittel- und Hochgebirgen oberhalb von 600 Metern. Es stellt – besonders in hohen Lagen – größere Anforderungen an den unangepaßten und kranken Organismus. Es kann deshalb Beschwerden verursachen. Kranke sollten vor Erholung- und Kurbeginn ärztlichen Rat einholen.

Das Reizklima fördert die Umstellung des vegetativen Nervensystems mit nachweislich positiven Auswirkungen auf Kreislauf und Stoffwechsel, es verbessert die Wärmeregulation und härtet den Körper ab. Die Reizwirkungen gehen dabei von den häufigen Witterungswechseln aus. Sie trainieren das Anpassungsvermögen des Organismus. Ausgelöst werden die Reizwirkungen vor allem durch Abkühlungsreize, den geringeren Wasserdampfgehalt der Luft, den niedrigeren Sauerstoffpartialdruck, die günstigen Strahlungsbedingungen, besonders im Winterhalbjahr, und durch die Luftreinheit. Die Wärmebelastung und die Belastung des Organismus durch Nebelvorkommen ist gering. Von der Luftreinheit und dem geringen Nebelvorkommen profitieren vor allem Menschen mit Atemwegserkrankungen. Ihnen kommt zudem die Trockenheit und die Bakterienarmut des Klimas zugute. Die im Gebirge verstärkt auftretende Ultraviolettstrahlung tötet nämlich Bakterien.

Auch funktionelle Herz-Kreislauf-Störungen werden durch Klimakuren in geeigneten Höhenlagen vorteilhaft beeinflußt. Bluthochdruck ohne erkennbare Ursache ist zum Beispiel eine solche Störung – sofern er noch nicht fixiert ist. Auch andere Bluthochdruckerkrankungen und orthostatische Kreislaufregulationsstörungen können im Reizklima bis in etwa 1 800 Meter Höhe günstig beeinflußt werden, allerdings darf nicht gleichzeitig eine chronische Niereninsuffizienz vorliegen. Ebenso bestehen ärztlicherseits auch keine Bedenken, daß sich Patienten mit Angina pectoris oder nach einem ausgeheilten Herzinfarkt in geeigneten Höhenlagen dem Reizklima aussetzen. Ebenso günstig wirkt sich das Reizklima auf Störungen im Gleichgewicht des vegetativen Nervensystems, auf schilddrüsenbedingte Stoffwechselstörungen, Tuberkuloseerkrankungen, rheumatische Erkrankungen, Hautkrankheiten, Allergien und körperliche und seelische Erschöpfungszustände aus. Reizklima findet man aber nicht nur im Gebirge, sondern auch an Küsten und auf Inseln. Im nachfolgenden Abschnitt wird näher auf die Wirkungen des Seeklimas eingegangen.

Das Seeklima

Wasser erwärmt sich wesentlich langsamer als der Boden, kühlt sich aber auch langsamer ab. Auch die Luft kühlt über festem Boden rascher und stärker aus als über Wasser. Dies hängt mit der größeren Wärmekapazität des Wassers zusammen. Ihr ist es auch zuzuschreiben, daß die Temperaturschwankungen über dem Festland viel größer sind als über dem Meer. Das Seeklima wirkt also ausgleichend, es ist gemäßigt.

Es entwickelt durch die Sonnenstrahlung eine beachtliche biologische Wirkung, weil die Sonnenstrahlung über dem Meer nicht durch den Horizont eingeschränkt und somit geschwächt, sondern durch die Reflexion an den Wolken sogar noch verstärkt wird. Außerdem tragen niedrigere Temperaturen in der warmen Jahreszeit, allgemein höhere Windgeschwindigkeiten und natürlich auch die saubere Luft dazu bei, daß das Insel- und Küstenklima ein Reizklima ist. Es vermag den menschlichen Organismus umzustimmen.

Zur biologischen Wirkung der Seeluft tragen auch chemische Beimengungen sowie ihr Gehalt an Spurenstoffen bei, wie zum Beispiel Magnesium, Chlor, Jod sowie Kochsalz und Ozon.

Für das Seeklima sind folgende Heilanzeigen zu nennen:
Erkältungskrankheiten, Bronchialasthma, Tuberkulose, rheumatische Beschwerden, funktionelle Herz- und Kreislauferkrankungen, Stoffwechselkrankheiten, bestimmte Hautkrankheiten, zum Beispiel Ekzeme, Schuppenflechte und Allergien.

Das Hochgebirgsklima

Während sich die Zusammensetzung der Luft bis in große Höhen nicht ändert, ist bei allen meteorologischen Elementen mit zunehmender Höhe eine starke Änderung zu beobachten, die auch die Stärke der Klimareize merklich beeinflußt.

Die Sonnenstrahlung insgesamt, besonders aber die Ultraviolettstrahlung, nimmt zu. Sie wird in Lagen, die das ganze Jahr über nicht schneefrei werden, noch zusätzlich durch Reflexion an der Schneedecke verstärkt. Luftdruck, Temperatur, Luftdichte, Luftfeuchtigkeit und der Sauerstoffpartialdruck hingegen nehmen mit zunehmender Höhe ab. Ebenso verhält es sich mit den Aerosolen.

Der abnehmende Sauerstoffpartialdruck bewirkt in großen Höhen Sauerstoffmangel, der für den gesunden ruhenden Organismus in mittleren Höhen kein Problem ist, bei zunehmender körperlicher Aktivität und zunehmender Höhe die Leistungsfähigkeit aber stark beeinträchtigen kann.

Der Organismus bringt schon in Höhenlagen um 4000 Meter kurzfristig bestimmte Anpassungsmechanismen in Gang, die bei einem genügend langen Höhenaufenthalt eine Akklimatisation einleiten. Der therapeutische Nutzen der Höhenakklimatisation, die allerdings über vier Wochen dauert, besteht darin, daß

⇨ die Stoffwechselphasen in den Zellen verändert werden,
⇨ das Gewebe besser durchblutet wird,
⇨ die im Lauf der Höhenakklimatisation erreichte vagotone Kreislaufeinstellung das Herz schont und die Leistungsreserven steigert (Höhentraining der Leistungssportler) und
⇨ die Anpassung an die trockene und reine Luft eine vermehrte Durchblutung der Bronchialschleimhaut bewirkt und damit chronische Atemwegserkrankungen, zum Beispiel Bronchitis oder Asthma bronchiale, günstig beeinflußt.

Das alpine Hochgebirgsklima zeigt aber auch gute Erfolge bei der Behandlung des allergischen Asthmas, bei Heufieber, bei Herz- und Kreislauferkrankungen, allerdings nicht im fortgeschrittenen Stadium und bei älteren Menschen, bei Blutarmut, Stoffwechselleiden, Gelenkentzündungen und Hautkrankheiten.

Das Waldklima

Der Wald nimmt wegen seiner Höhe und Ausdehnung eine wichtige Stellung als funktionell bedeutendes Landschaftselement ein. Neben seiner waldwirtschaftlichen und ökologischen Bedeutung wurde gerade in den letzten Jahren sein Stellenwert als gesundheitsfördernde Umgebung mehr und mehr erkannt. Es wurden zahlreiche Untersuchungen durchgeführt, um die bioklimatische Wirkung größerer Waldflächen zu erforschen. Die Erkenntnisse sollen der Klimatherapie zugute kommen.
Wir müssen unterscheiden zwischen dem Klima im Waldesinnern und den Fernwirkungen des Waldes auf das Klima seiner näheren Umgebung. Im Wald selbst nimmt man wegen der unterschiedlichen Höhe der Baumbestände noch eine vertikale Gliederung des Klimas vor. Dies ist besonders in einem geschlossenen Hochwald nötig. Man spricht vom Klima im Kronenraum, vom Klima im Stammraum und am Erdboden.
Im Kronenraum finden alle wesentlichen Energieumsätze zwischen dem Klima im Waldesinnern und der darüberliegenden Luft statt. Wie dies geschieht, hängt von der Art des Waldes und der unterschiedlichen Belaubung ab. Entscheidende Größen für den Energieumsatz sind die Sonnenstrahlung im kurz- und langwelligen Bereich, die Niederschläge, die Verdunstung an den Blattoberflächen, die Luftfeuchtigkeit, die Temperatur, die Windrichtung und Windstärke und Böigkeit des Windes.
Im Stammraum und am Waldboden, dem Aufenthaltsort des Menschen, entwickelt

sich das eigentliche Waldklima. Bei Schönwetterlagen erwärmt sich die Luft nach Sonnenaufgang infolge zunehmender Sonneneinstrahlung im Freiland rasch, im Waldesinnern dagegen bleibt es zunächst noch längere Zeit kühl und feucht. In dicht belaubten Beständen setzt sich die Erwärmung vom Kronenraum zum Waldboden langsam, aber stetig fort. Die Tageshöchsttemperaturen liegen in Nadelwäldern – vor allem im Buchenwald – im Sommer daher um 4 bis 5, im Winter um etwa 1 Grad Celsius unter jenen des Freilandes. In Laubwäldern beträgt der Unterschied im Sommer 5 Grad und im Winter 1 Grad Celsius. In gelichteten Beständen gehen diese typischen Eigenheiten des Waldklimas weitgehend verloren. Weil mehr Sonnenstrahlung eindringen kann, setzt sich die sommerliche Erwärmung schneller bis zum Boden fort, die Durchlüftung bleibt aber unter jener im Freiland. Bei sommerlichen Hochdrucklagen kann es daher in Waldlichtungen tagsüber merklich wärmer und nachts deutlich kühler werden als im Umland. Bei Schlechtwetterlagen, wenn Kalt- und Warmfronten in Begleitung von unterschiedlich temperierten Luftmassen große Waldflächen überströmen, macht sich die ausgleichende Wirkung des Waldes besonders bemerkbar. Große Temperaturschwankungen werden ebenso abgeschwächt wie heftige Winde und starke Windböen. Der Wind dringt horizontal nicht sehr tief in den Wald ein. Bei Windgeschwindigkeiten um 3 Meter pro Sekunde hat der Wind, nachdem er 4 Meter in den Wald eingedrungen ist, nur noch eine Geschwindigkeit von 1 Meter pro Sekunde. Verlaufen allerdings Schneisen in der Hauptwindrichtung, kann es bei hohen Windgeschwindigkeiten durch Düsenwirkung zu Windbruchschäden kommen. In Nadelwäldern und in voll belaubten Laubwäldern herrscht 4 Meter über dem Waldboden nahezu Windstille. In Lichtungen kommt es zu Verwirbelun-

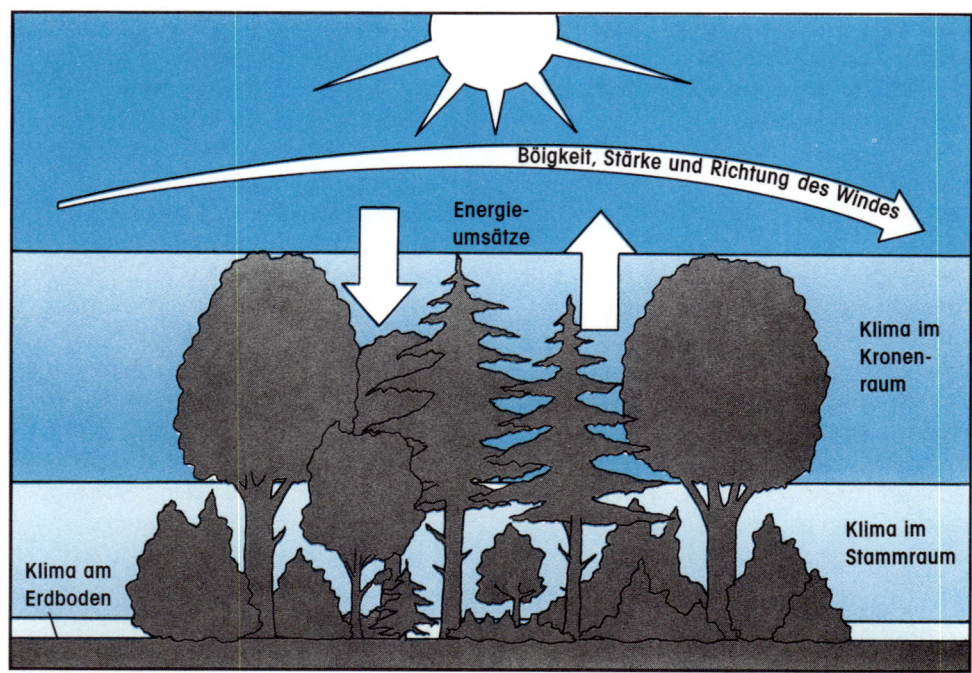

Waldklima

Viele Faktoren spielen eine Rolle: Baumbestand, Sonnenstrahlung, Niederschläge, Windstärke, Windrichtung, Böigkeit des Windes, Luftfeuchtigkeit und Lufttemperatur

gen, die vom Kronenraum ausgehen.

In der Wipfelregion wird der größte Teil der direkten Strahlung und der Himmelsstrahlung abgeschirmt. Am Waldboden kommen nur noch 5 Prozent der an der Waldobergrenze einfallenden Strahlendosis an. Auch die Helligkeit wird in einem normalen Bestand vermindert, etwa um 30 Prozent.

Die relative Luftfeuchtigkeit ist im Wald wegen der geringen Luftbewegung und der im Kronenraum und am Waldboden wirksamen Verdunstungsflächen um 5 bis 10 Prozent höher als im Freiland.

Wälder haben auch einen großen Einfluß auf den Wasserhaushalt einer Region. Je nach Baumart, Kronendichte, Höhe des Baumbestandes und Niederschlagsart werden in den Baumkronen unterschiedlich Niederschlagsmengen festgehalten und verdunstet. Dieses zurückgehaltene Was-

ser kann in einem alten Fichtenbestand 70 Prozent der Jahresmenge ausmachen, im Buchenwald beträgt dieser Anteil nur etwa 20 Prozent.

Über die chemische Zusammensetzung der Waldluft ist manch Irreführendes geschrieben worden. Heute findet man allerdings in Prospekten keine Hinweise mehr auf »ozonhaltige« Waldluft. Inzwischen weiß man, daß Ozon schon bei geringer Konzentration schädlich, bei höherer Anreicherung ein Gift ist. Die Waldluft enthält vielmehr – besonders in Nadelwäldern – Duftstoffe, ätherische Öle, Terpene, die Aldehyde, Ketone, Ester und Alkohole enthalten und deren therapeutische, zum Beispiel beruhigende Wirkung, unumstritten ist. Auch Hinweise auf den hohen Sauerstoffgehalt der Waldluft sind irreführend. Der Sauerstoffgehalt der Atmosphäre ist nahezu konstant und beträgt zwischen Boden und 30 Kilometer Höhe 20,95 beziehungsweise 20,8 Volumen Prozent. Oberhalb von 3 000 bis 4 000 Meter nimmt jedoch der Sauerstoffpartialdruck stärker ab und bewirkt im Organismus, wie wir schon bei der Betrachtung des Hochgebirgsklimas gesehen haben, physiologische Reaktionen, zum Beispiel in Form einer Abnahme der Sauerstoffsättigung des Blutfarbstoffes. Mit dem vermeintlichen Sauerstoffreichtum ist vielmehr die relativ saubere Luft in den Wäldern angesprochen. Der geringe Anteil an Schadstoffen aller Art erleichtert das Atmen, wobei sich auch die höhere Luftfeuchtigkeit und die ausgeglichenen Temperaturverhältnisse günstig auswirken. Sie ergeben mit anderen Faktoren zusammen ein Schonklima.

An Waldrändern findet man ein Übergangsklima. Auf der dem Wind zugewandten Seite wird die Luftströmung durch einen Wirbel vom Boden abgehoben, dessen horizontale Ausdehnung vor dem Wald etwa das 1,5fache der Bestandshöhe ausmacht. Auf der dem Wind abgekehrten Seite geht die Windgeschwindigkeit gegenüber dem Freiland nach einem dichten Tannenbestand um 70 bis 80 Prozent zurück. Als Ausgleichsströmung zwischen dem kühleren Waldesinnern und dem wärmeren Umland fließt ein Waldwind

nach draußen, dessen Wirksamkeit gewöhnlich aber nur 20 bis 60 Meter weit reicht.

Gegenüber einem Aufenthalt im Freien werden im Wald durch ausgeglichene Tagesgänge der Temperatur und Luftfeuchtigkeit, durch ausbalancierte Strahlungsverhältnisse und gedämpfte Luftbewegungen wesentlich geringere Anforderungen an den Organismus, vor allem an die Thermoregulation gestellt. In diesem Schonklima treten Wärmebelastungen nur selten auf. Das gedämpfte Licht im Waldesinnern, das für das Auge angenehme Farbtöne erzeugt, die reine Luft und die Ruhe schaffen zudem ein psychisches Milieu, das entspannt. So wundert es nicht, daß Kurorte, die von größeren Waldflächen umgeben sind und oberhalb der im Winterhalbjahr auftretenden Inversion liegen, besonders gute Voraussetzungen für eine Klimakur bieten.

Erst in den letzten Jahren hat man erkannt, daß dem Wald ein großer Stellenwert zukommt, weil es mit seinen günstigen klimatischen Auswirkungen die Erholungslandschaft entscheidend prägt.

Durch das starke Lichten oder sogar Sterben der Wälder würde sich das lokale Klima der Umgebung verändern. Auf den kahlen Höhen und Hängen könnte der Wind bei Schlechtwetterlagen seine volle

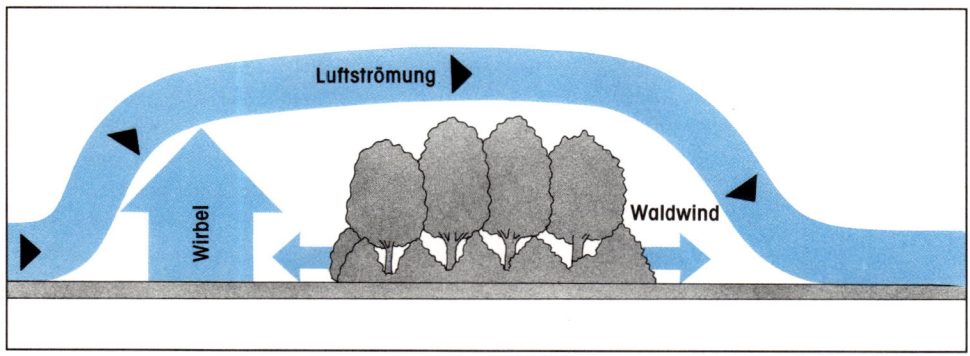

Die Luftströmung an den Waldrändern
An den Waldrändern herrscht ein Übergangsklima, das wesentlich durch dort auftretende Luftströmungen bestimmt wird

Kraft entfalten. Die Niederschläge würden im Luv der Gebirge zunehmen. Da auch die wasserregulierende Kraft des Waldes entfiele, wären Bodenerosion und Abschwemmungen, bei starken Niederschlägen auch häufiger Überschwemmungen und Erdrutsche zu befürchten. Dies gilt besonders für Steilhänge und tiefeingeschnittene Hochtäler mit großer Oberfläche und großem Wassereinzugsgebiet, die im Winter auch mit Lawinen rechnen müßten. Vielleicht würden einige Täler im Falle einer nicht mehr möglichen Aufforstung unbewohnbar werden.

Bei sommerlichen Hochdrucklagen würden die Temperaturen infolge der auf großen Flächen ungehindert einfallenden Strahlung häufiger eine Wärmebelastung erzeugen, die für kranke Menschen abträglich ist. Im Winterhalbjahr würden bei starker Luftbewegung die Kältereize mit der Höhe stärker zunehmen. Bei einem Entfallen der Filterwirkung des Waldes ist auch mit einer zunehmenden Verschlechterung der Luftqualität zu rechnen. Wälder üben auch einen Lärmschutz aus. In Nadelwäldern werden die Schallwellen durch die Struktur der Nadeln zerstreut und reflektiert.

Es ist daher sicher nicht übertrieben zu behaupten, daß bei einem starken Lichten oder Sterben der Wälder und einer nicht mehr möglichen Wiederaufforstung den vielen Kurorten der Mittelgebirge und teilweise auch der Alpen, die auf die günstigen Wirkungen des Waldklimas besonders angewiesen sind, die Existenzgrundlage entzogen würde.

Das Stadtklima

Die ersten großen Städte, die im Orient gebaut wurden, hatten auf Karrenbreite begrenzte Gassen, die zu beiden Seiten von relativ hohen Gebäuden umgeben waren. Sie ließen nur wenig Sonne in die Fußgängerzone einfallen. Phönizier, Griechen und Römer verbreiteten diese dem Mittelmeerklima angepaßte Bauweise über alle Küstenländer des Mittelmeeres. Römische Statthalter, mittelalterliche Herrscher und Städtebauer haben die mediterranen Gepflogenheiten auch in sonnenscheinärmere, feuchtere und weniger warme Gegenden übertragen. Nur einige Prachtstraßen und Hauptverkehrsadern bildeten eine Ausnahme.

Als erster hat der Schriftsteller Adalbert Stifter 1843 in seinem Aufsatz »Wiener Wetter« auf die typischen Nachteile des Wiener Klimas hingewiesen und dabei erstmalig den Begriff »Stadtklima« verwendet. Der weltbekannte Grazer Meteorologe Julius von Hann machte 1898 auf der Basis von Messungen auf Klimaunterschiede zwischen Städten und ihrer Umgebung aufmerksam. Die erste umfassende, auf kontinuierlichen Messungen beruhende Beschreibung des Stadtklimas stammt von Kratzer, der die grundlegenden Eigenschaften des Stadtklimas in seinem Buch »Das Stadtklima« (1956) festhielt. Er schuf damit ein Werk, das in seinen Grundzügen auch heute noch Gültigkeit hat, wenn auch inzwischen anhand verbesserter Meßmethoden und mit Hilfe der Datenverarbeitung genauere Kenntnisse über das Stadtklima gewonnen werden konnten.

Weil jede Ansiedlung, vor allem Städte, einen Eingriff in die Landschaft bedeuten, der das Lokalklima mehr oder weniger stark verändert, hat man vor allem nach dem Zweiten Weltkrieg, als viele Städte zerstört waren, neu geplant und wiederaufgebaut werden mußten, mit verfeinerten Methoden und großem Aufwand zahlreiche Untersuchungen im In- und Ausland durchgeführt. Ziel war es, beim Wiederaufbau der Städte möglichst günstige klimatische Bedingungen zu schaffen.

⇨ Städte sind typische Wärmeinseln. Die Überwärmung gegenüber dem Freiland

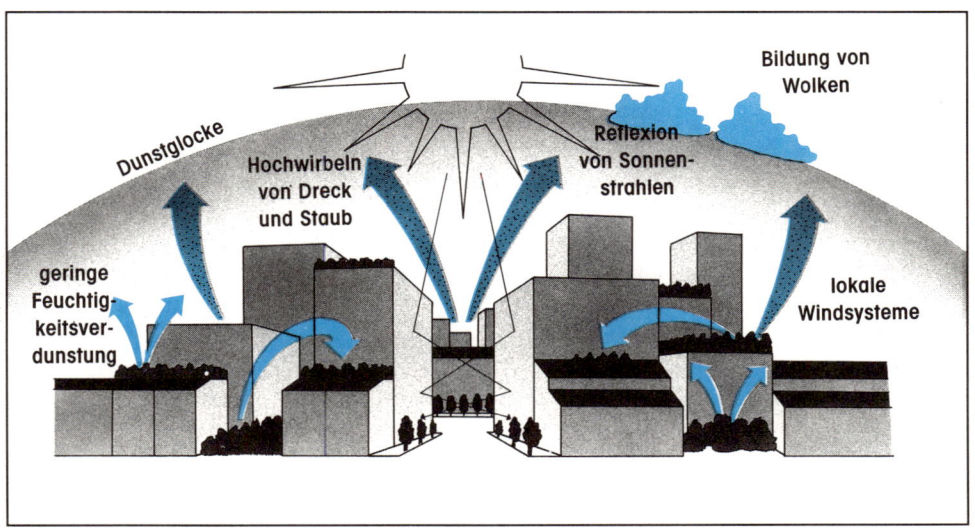

Stadtklima
Städte haben ihr eigenes Klima. Es zeichnet sich durch eine größere Wärme gegenüber der Umgebung, eine geringere Verdunstung von Feuchtigkeit, eine größere Luftverschmutzung, eine geringere Windgeschwindigkeit und das Auftreten von lokalen Windsystemen aus, die Staub und Dreck hochwirbeln

beträgt meist 2 bis 3 Grad Celsius. Bei besonderen Strahlungsbedingungen wurden im Winterhalbjahr bei austauscharmen Wetterlagen auch schon wesentlich größere Unterschiede gemessen. So war beispielsweise in Berlin im Februar 1963 – der Winter 1962/63 war nach jenem von 1829/30 der kälteste seit Beginn der meteorologischen Aufzeichnungen – der mit Schnee bedeckte Tegeler Forst um rund 13 Grad Celsius kälter als der Kurfürstendamm. Anteil an der Überwärmung der Städte haben im Sommer die warmen Häuserwände, welche die langwellige Strahlung verstärken. Dieser Effekt hält bis in die Nacht hinein an und wirkt einer effektiven Abstrahlung, die für Abkühlung sorgt, entgegen. So wird an heißen Tagen die Wärmebelastung auf die Abendstunden ausgedehnt, wenn nicht lokale Windsysteme – wie beispielsweise der aus dem Zartener Becken nach Freiburg hinauswehende »Höllentäler« – für Abhilfe sorgen.

Sicherlich ist an der Überwärmung der Städte auch die Wärmeerzeugung durch Industrie, Hausbrand, Kraftverkehr und Raumklimatisierung beteiligt. Untersuchungen haben gezeigt, daß in Frankfurt die künstlich freigesetzte Wärme 25 Watt pro Quadratmeter im Jahresdurchschnitt ausmacht. Da das Jahresmittel der Strahlungsbilanz bei 50 Watt pro Quadratmeter liegt, entspricht die durch den Menschen in den Energiehaushalt eingebrachte Wärme der Hälfte der natürlichen Strahlungsenergie. In Manhattan liegt die künstliche Wärmeproduktion im Winter mit 200 Watt pro Quadratmeter noch höher.
⇨ Städte sind Inseln mit verminderter Verdunstung. Die Verdunstung ist ein Mechanismus, um überschüssige Energie loszuwerden. Er wird durch die städtischen Klimabedingungen erheblich vermindert. Während Pflanzendecken speziell im Hochsommer 60 bis 90 Prozent der Strahlungsenergie durch Verdunstung ver-

brauchen, wird in Städten die Verdunstung durch Mangel an verdunstenden Oberflächen, besonders Wasserflächen, und wegen des Abführens des Hauptteils der Niederschläge über asphaltierte und betonierte Flächen in die Kanalisation stark vermindert. Auch die geringere Luftbewegung mindert die Verdunstung.

⇨ Städte sind Inseln mit relativ geringer Luftfeuchtigkeit. Im Stadtinnern ist die Luftfeuchtigkeit geringer als im Freiland, weil wärmere Luft mehr Feuchtigkeit aufnehmen kann als kühlere Luft. In klaren Nächten, die im Freiland die Temperaturen stärker absinken lassen, kann die Luft in ländlichen Gebieten sogar trockener werden als in der Stadt, weil bei tieferen Temperaturen nach Erreichen des Taupunktes der überschüssige Wasserdampf als Tau ausfällt. Wo kommt aber der relativ hohe Wasserdampfgehalt der Luft in den Städten her? Der Stadtluft wird durch Industrie, Gewerbe, Haushalte und Kraftwerke eine relativ große Wassermenge zugeführt. Ein großer Teil davon verdunstet und steigt in die Atmosphäre auf.

⇨ In Städten herrscht häufiger Nebel. Dies kann mit der verstärkten Produktion von Kondensationskernen durch Heizungen, Kraftverkehr, Industrie und Gewerbe und durch die gedämpfte Luftbewegung, aber auch durch den höheren Wasserdampfgehalt erklärt werden.

⇨ Städte sind Inseln mit niedrigerer Windgeschwindigkeit. Dort ist die Windgeschwindigkeit wegen der Windschutzwirkung der zum Teil hochbebauten Flächen um 10 bis 30 Prozent niedriger als im Freiland. In der Umgebung höherer Bauwerke können regelrechte Leewirbel auftreten. In den Straßenschluchten werden die Luftbewegungen durch Düsenwirkung verstärkt. Dies kann auch bei lokalen Winden, so in Freiburg beim »Höllentäler«, der Fall sein. Auch Flurwinde entstehen in Städten. Dies geschieht dadurch, daß die in Städten lagernde wärmere Luft aufsteigt.

Eine Ausgleichsströmung sorgt dann für den Nachschub kühlerer Luft aus den Außenbezirken. Von den Segelfliegern wird die Großstadtthermik gern genutzt. Austauschvorgänge leiden in Städten unter niedrigeren Windgeschwindigkeiten. Auch horizontale Luftversetzungen sind davon betroffen. So wird der Abtransport von Schadstoffen gehemmt oder verzögert. Dies gilt besonders für Ballungsgebiete mit großer Industriekonzentration. Bei enger Bebauung bleiben vor allem die Luftverunreinigungen, die der Kraftverkehr mit sich bringt, zwischen den engen Häuserzeilen liegen und gelangen bei aufsteigender Luftbewegung über geöffnete Fenster in die Räume.

⇨ In Städten ist der Verbrauch an Heizenergie geringer. Wegen der in Städten vorherrschenden Bedingungen für Temperatur-, Strahlung und Luftaustausch ist der Verbrauch an Heizenergie geringer als auf dem Land. Diese positive Eigenschaft des Stadtklimas muß allerdings im Sommer durch häufigere Wärmebelastung und schlafraubende Hitze, im Winterhalbjahr durch häufigere Nebelbildung und ganzjährig durch verunreinigte Luft teuer bezahlt werden.

⇨ Die über Großstädten infolge Überhitzung aufsteigende Luft kann bei stark labiler Schichtung der Atmosphäre nicht nur zur Bildung von Quellwolken und schließlich zu örtlichen Wärmegewittern führen, sondern auch Unwetter begünstigen (Stuttgart und München). Dabei spielen auch landschaftliche Gegebenheiten eine Rolle. Über Großstädten nimmt die Zahl der Tage mit Gewittern pro Jahr zu.

Bei allen Städteplanungen ist daran zu denken, soviel Grünanlagen und Wasserflächen wie nur möglich vorzusehen. Diese nehmen überschüssige Niederschläge auf, erhöhen die Verdunstung und tragen damit auch zur Kühlung bei. Grünflächen, die mit höheren Büschen und Bäumen bepflanzt sind, filtern auch große Mengen an Staub und Ruß aus der Stadtluft, produzieren Sauerstoff und nehmen einen Teil der Kohlendioxidproduktion auf.

Auch ausgedehnte stadtnahe Wälder dienen nicht nur zur Naherholung, sondern sie können auch als ein Frischluftreservoir angesehen werden, das von Flurwinden und anderen lokalen Windsystemen angezapft werden kann. Diese befördern saubere und kühlere Luft in die Stadt. Schneisen in der Hauptwindrichtung können diese Austauschvorgänge unterstützen. Waldgebiete in der Stadtumgebung sollten daher nicht dem Erweiterungsdrang geopfert werden. Bauliche Maßnahmen größeren Stils sollten schon im Stadium der Planung dahingehend unter die Lupe genommen werden, welche Wirkungen von ihnen auf das Klima zu erwarten sind und durch welche Maßnahmen negative Folgen weitgehend vermieden werden können. Die Hinzuziehung eines erfahrenen Klimatologen oder Medizinmeteorologen – in vielen Städten verfährt man so – kann hilfreich sein, vor allem dann, wenn gezielte Messungen notwendig sind.

Das Raumklima und das Klima an der Arbeitsstätte

In unserer umweltbewußten Gesellschaft spielt die Auseinandersetzung des arbeitenden Menschen mit dem Klima am Arbeitsplatz eine immer größere Rolle. Zahlreiche Untersuchungen haben sich damit beschäftigt, den Einfluß aller wesentlichen Elemente des Klimas auf das Wohlbefinden des arbeitenden Menschen zu testen, um ungünstige Einflüsse zu erkennen und durch geeignete Maßnahmen technischer oder raumklimatischer Art zu beheben.

Vor allem Großraumbüros wurden in den letzten Jahrzehnten zunehmend klimatisiert, um an den Arbeitsplätzen ein kon-

stantes und komfortables Raumklima zu haben. Es hat sich aber bald gezeigt, daß dieses künstliche, den Menschen gewissermaßen aufgezwungene Klimamilieu Probleme schafft, weil der Einzelne verschiedene Ansprüche an das Raumklima seines Arbeitsplatzes stellt. Umfragen am Arbeitsplatz mit und ohne »Air-conditioning« über das Befinden haben gezeigt, daß ein künstliches Raumklima von vielen Menschen als nicht förderlich empfunden wird. Sie klagen vermehrt über Kopfschmerzen, trockene Haut, Energielosigkeit, trockene Schleimhäute und vermehrt auftretende Erkältungen. Die Ursachen sind darin zu sehen, daß Menschen verschiedenen Alters, Geschlechts, Konstitution, Reaktionslage, Wärmeempfinden und Ansprüchen an die Luftreinheit und Lüftung mit einem Einheitsraumklima berieselt werden. Eine dem eigenen Empfinden angepaßte Regulierung der Heizung oder das Öffnen des Fensters ist nicht möglich. Die Wirkung des Raumklimas auf den menschlichen Organismus wird von vier physikalischen Faktoren bestimmt: Lufttemperatur, Luftfeuchte, Strahlungstemperatur und Windgeschwindigkeit. Damit sich ein sitzender, leicht bekleideter Mensch wohlfühlt, muß die Lufttemperatur 25 bis 26 Grad Celsius betragen, wenn die relative Luftfeuchte auf 50 Prozent eingestellt ist, Wand- und Lufttemperatur gleich sind und Windstille herrscht. In vollklimatisierten Räumen fühlen sich dennoch nicht alle Menschen, besonders auf Dauer, wohl. Das Training der körperlichen Anpassungsfähigkeit unterbleibt. Langfristig gesehen kann dies zu einer verstärkten Reaktion auf das Wetter und Klima führen. Die Hoffnung, mit vollklimatisierten Räumen ein leistungssteigerndes und komfortables Raumklima zu schaffen, hat sich bislang nicht erfüllt. Meistens wurde gerade das Gegenteil erreicht.

Bioklimakarten

Für die Bundesrepublik Deutschland wurden zahlreiche Bioklimakarten geschaffen, die angeben, wie sich Belastungs-, Schon- und Reizklima verteilen. Das Reizklima wurde entsprechend der Höhenlage in reizschwach, reizmild, reizmäßig und reizstark unterteilt. Unter Zugrundelegung des bereits beschriebenen Bioklimamodells von Jendritzky sind von der zentralen medizinmeteorologischen Forschungsstelle Freiburg Detailkarten für Niedersachsen, Baden-Württemberg und für die Bundesrepublik Deutschland fertiggestellt worden. Diese im Maßstab 1 : 500 000 erschienenen Karten erlauben eine spezielle Aussage über die Verteilung bioklimatischer Parameter im Jahresablauf, so zum Beispiel über die Häufigkeit von Wärmebelastung und Kältestreß in den einzelnen Monaten. Sie können in ihrer praktischen Anwendung wertvolle Hinweise geben, so

⇒ dem Arzt, der für seine Patienten ein geeignetes Klimamilieu für eine Kur oder eine Erholung auswählen will,
⇒ dem im Beratungsdienst tätigen Medizinmeteorologen, um Ratsuchenden, die unter dem Klima ihres Wohnortes leiden und aus gesundheitlichen Gründen den Wohnort besser wechseln sollten, eine Region mit einem günstigen Klima empfehlen zu können,
⇒ um den Fremdenverkehrsverbänden wichtige Fingerzeige hinsichtlich des Erholungswertes und der Behandlungsmöglichkeiten in ihrem Bereich zu geben,
⇒ um gesundheitsbewußte Erholungssuchende und Urlauber, die sich in einem günstigen Klima aufhalten wollen, beraten zu können,
⇒ um bei Planungen aller Art einerseits zu verhindern, daß das lokale Klima durch Eingriffe in die Landschaft verschlechtert wird, um andererseits bei bestimmten Bauvorhaben, wie Krankenhäuser, Sanatorien, Kurkliniken und Erholungsheimen, solche Standorte auszuwählen, die klimatisch günstig sind und
⇒ um Klimaschutzgebiete durch die Forstbehörden in waldreichen Erholungslandschaften festlegen zu können.

Akklimatisation: die Anpassung des Körpers an Klimaänderungen

Sobald sich das Klima ändert, muß sich der menschliche Organismus den veränderten Umweltbedingungen anpassen. Diesen Anpassungsvorgängen, die auch als physiologische Adaption oder Akklimatisation bezeichnet werden, liegen unterschiedliche Anpassungsmechanismen zugrunde. Bei älteren oder kranken Menschen kann ihre Funktion beeinträchtigt sein. Angepaßt ist der Organismus an das Klima seiner Umgebung erst, wenn die Reize, die von den atmosphärischen Umweltbedingungen ausgehen, im Organismus weder objektiv noch subjektiv feststellbare Störungen hinterlassen. Sind solche Störungen jedoch vorhanden, ist die Akklimatisation entweder noch nicht abgeschlossen oder kann überhaupt nicht vollzogen werden, weil ein physiologisch gegebener Spielraum überschritten wurde. Die klimatische Anpassungsfähigkeit des Menschen ist auch begrenzt. Die Anpassung an veränderte klimatische Bedingungen kann Tage, Wochen oder sogar Monate dauern. Sie hängt vom Alter, vom Gesundheitszustand, von den Eigenheiten des Klimas, der Stärke der Klimareize, vom eigenen Verhalten und eventuellen therapeutischen Maßnahmen ab. Ein klassisches Beispiel für die physiologischen Anpassungsvorgänge im Organismus ist die Akklimatisation an das Hochgebirgsklima. Sie wurde besonders intensiv bei Spitzensportlern untersucht, um herauszufinden, ob sich durch längere Trainingsaufenthalte in größerer Höhe die Leistung bis zum entscheidenden Wettkampftag steigern läßt. In großer Höhe sind vor allen Dingen drei Faktoren verändert:

⇨ Der Sauerstoffpartialdruck nimmt ab, der Anteil des Sauerstoffs an der Luft bleibt hingegen nahezu gleich.
⇨ Die Strahlenbelastung nimmt zu.
⇨ Die Regulationsmechanismen des Wärmehaushalts werden stärker beansprucht.

Der entscheidende Faktor ist jedoch der verminderte Sauerstoffpartialdruck. In Meereshöhe beträgt der Sauerstoffpartialdruck bei einem Sauerstoffgehalt der Luft von 21 Prozent und einem Barometerdruck von 760 Millimeter Quecksilbersäule (mm Hg) 160 Millimeter Quecksilbersäule. In 2 000 Meter Höhe beträgt der Sauerstoffpartialdruck bei einem Barometerdruck von 596 Millimeter Quecksilbersäule noch 125 Millimeter Quecksilbersäule. In 4 000 Meter Höhe beträgt der Sauerstoffpartialdruck nur noch 97 und in 7 000 Meter Höhe nur noch 65 Millimeter Quecksilbersäule. Damit ist der kritische Schwellenwert erreicht. Eine Anpassung an einen noch geringeren Wert ist normalerweise nicht möglich. Das Blut wird bei diesem Wert nur noch mit der Hälfte des normalen Wertes mit Sauerstoff gesättigt. Sinkt der Wert weiter ab, kommt es durch Sauerstoffmangel zu schweren Störungen der Gehirnfunktion mit Bewußtlosigkeit und Krämpfen. Dauern die Störungen an, kommt es zum Höhentod.
Entsprechend dem Sauerstoffmangel teilt man die Erdatmosphäre bis in etwa 8 000 Meter in vier verschiedene Zonen ein. Der jeweiligen Zone entsprechen auch unterschiedliche Anpassungsmechanismen:

⇨ Indifferenzzone: Bis zu einer Höhe von 2 000 Metern werden die Funktionen des Organismus kaum beeinträchtigt.
⇨ Zone der vollständigen Kompensation: Zwischen 2 000 und 4 000 Metern hat das Sauerstoffangebot für den Organismus schon merklich abgenommen. Er versucht, dies zu kompensieren, indem er im gleichen Zeitraum mehr Luft einatmet (erhöhtes Atemzeitvolumen) und indem in der gleichen Zeit mehr Blut durch die Gewebe gepumpt wird (erhöhtes Herzzeitvolumen). Die physische und psychische Leistungsfähigkeit ist merklich eingeschränkt.
⇨ Zone der unvollständigen Kompensation: In einer Höhe von 4 000 bis 7 000 Meter ist die Leistungsfähigkeit schon deutlich eingeschränkt. Der Sauerstoffmangel kann nicht mehr vollständig kompensiert werden. Es treten Muskelzuckungen, Bewußtseinsstörungen und Blutdruckabfall auf. Das Reaktionsvermögen läßt nach. Die Entscheidungsfähigkeit ist beeinträchtigt. Unter besonderen Umständen kann es zum sogenannten Höhenrausch kommen. Die Menschen werden euphorisch und verkennen Gefahren – ähnlich wie im Alkoholrausch.
⇨ Kritische Zone: Ab 7 000 Meter Höhe ist der Sauerstoffmangel lebensbedrohlich. Es treten zunächst Krämpfe und Bewußtseinsstörungen bis zur Bewußtlosigkeit auf, die dann schnell zum Höhentod führen können, wenn keine Gegenmaßnahmen eingeleitet werden.

Menschen, die längere Zeit in großer Höhe leben oder ihr ganzes Leben dort verbringen, haben noch andere Möglichkeiten, sich dem Sauerstoffmangel anzupassen. In ihrem Körper kommt es zu einer Vermehrung der roten Blutkörperchen, die für den Sauerstofftransport zuständig sind. Dadurch kann pro Zeiteinheit mehr Sauerstoff zu den Geweben transportiert werden. In den Muskeln entstehen vermehrt Haargefäße (Kapillaren), dadurch wird die Transportstrecke für Sauerstoff zu den einzelnen Zellen kürzer. Auch die Zellen selbst passen sich dem Sauerstoffmangel an. Nur so ist es zu erklären, daß sich Menschen kurzfristig in Höhen von über

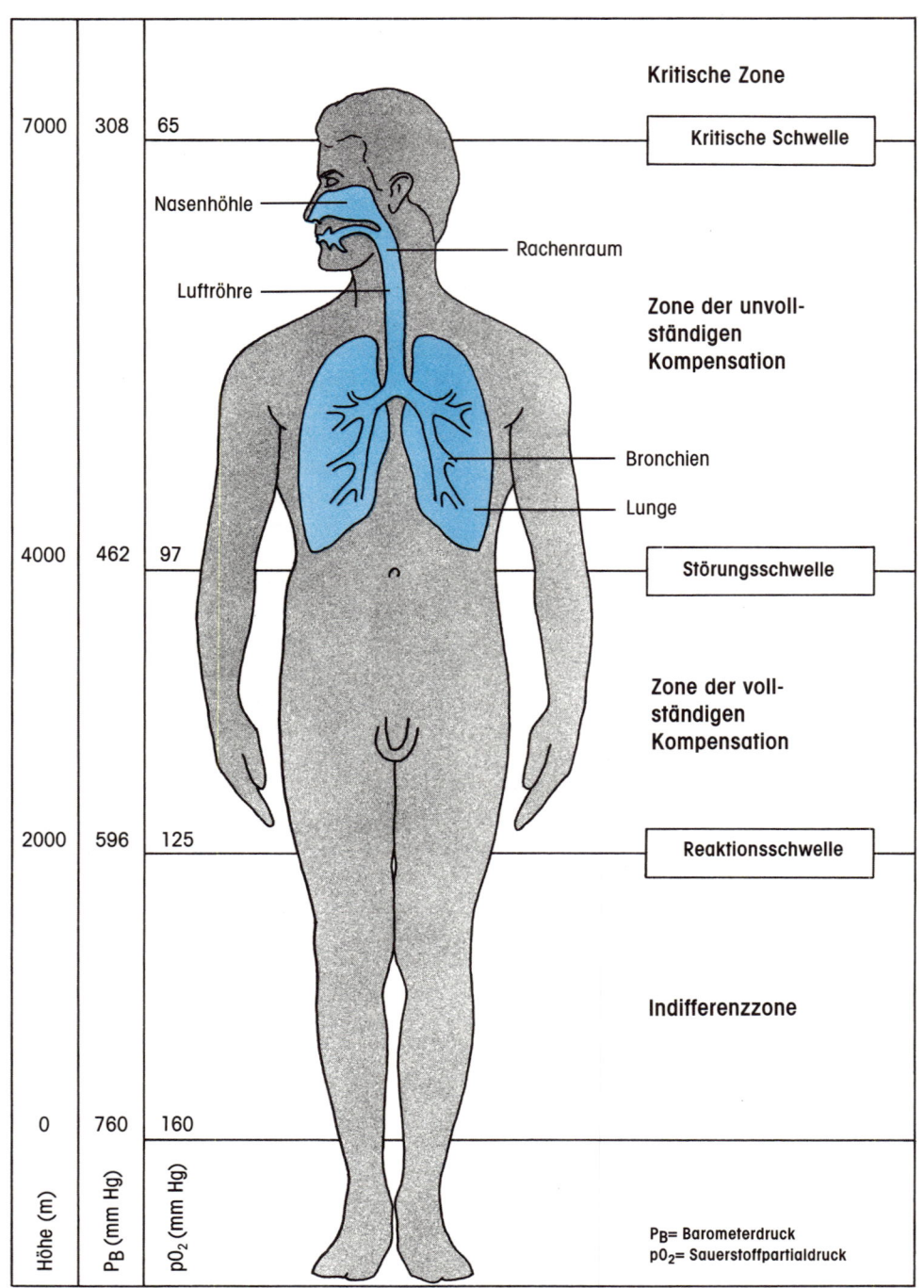

Höhe (m)	P_B (mm Hg)	pO_2 (mm Hg)		
				Kritische Zone
7000	308	65	Kritische Schwelle	
			Nasenhöhle	
			Rachenraum	
			Luftröhre	**Zone der unvollständigen Kompensation**
			Bronchien	
			Lunge	
4000	462	97	Störungsschwelle	
				Zone der vollständigen Kompensation
2000	596	125	Reaktionsschwelle	
				Indifferenzzone
0	760	160		

P_B = Barometerdruck
pO_2 = Sauerstoffpartialdruck

Der Einfluß der Höhe auf den menschlichen Organismus
Die entscheidende Belastung des menschlichen Organismus mit zunehmender Höhe geht vom abnehmenden Sauerstoffpartialdruck aus.

8 000 Metern aufhalten können und sogar die Besteigung des Mount Everest ohne Sauerstoffgeräte möglich ist. Dabei handelt es sich um die extremste menschliche Höhenanpassung. Die Höhengrenzen für einen Daueraufenthalt liegen erheblich darunter – etwa bei 5 300 Metern.

Bei Aufenthalten in Gebieten mit intensiver Ultraviolett-Strahlung schützt sich die Haut durch vermehrte Pigmentierung und den Aufbau einer Lichtschwiele, einer Verdickung der Hornschicht. Bei sinnvoller Dosierung der Strahlung hat sich die Haut nach 1 bis 2 Wochen soweit angepaßt, daß die Reizwirkung der Ultraviolett-Strahlen auf das Zellgewebe vertragen wird.

In Abhängigkeit von den verschiedenen Anpassungsvorgängen und den unterschiedlichen Reaktionen im Organismus unterscheidet man zwei typische Akklimatisationsphasen:

⇨ die psychische Anpassung, das Akzeptieren der neuen Umweltbedingungen. Sie ist in wenigen Tagen vollzogen, und man ist dann eingestimmt;
⇨ die physische Anpassung an veränderte Umweltbedingungen, zum Beispiel an eine stärkere Ultraviolett-Strahlung oder an einen verminderten Sauerstoffpartialdruck.

Bei nicht allzu extremen Umweltveränderungen vollzieht sich die Anpassung in 1 bis 2 Wochen. Durch klimatherapeutische Maßnahmen kann man die Anpassung beschleunigen. Reize durch Sauerstoffmangel lassen sich meist erst nach 6 bis 8 Wochen ausgleichen.

Nach diesen Erkenntnissen sollte man als Mindestzeit für einen Urlaub 2 Wochen ansetzen. Aber erst Kuraufenthalte von 3 bis 4 Wochen – das gilt vor allem für kranke Menschen – garantieren, daß die erwünschte Umstimmung erreicht und stabilisiert werden kann. Um eine Umstimmung durch starke Abkühlreize zu erreichen, sind 4 bis 6 Wochen nötig.

Bioklimatische Beratungen

Klima und Urlaub

Der Urlaub dient heute vielfach nicht mehr nur der Erholung und damit der Gesundheit, sondern auch der Befriedigung vielfältiger Wünsche. Das Reisen in fremde Klimaregionen kann für kranke Menschen allerdings Anpassungsschwierigkeiten und gesundheitliche Risiken heraufbeschwören. Dies ist besonders dann der Fall, wenn man sich vor Antritt einer solchen Reise nicht eingehend über das zu erwartende Klima beim Meteorologen und über die zu erwartenden gesundheitlichen Risiken beim Arzt orientiert. Die Zahl der Anfragen dazu hat zwar merklich zugenommen, aber noch immer kehren Urlauber kränker aus solchen Regionen – oft vorzeitig – zurück, als sie es vor Antritt der Reise waren. Die relativ hohe Zahl der Erkrankungen im oder nach dem Urlaub hat eine neue Sparte der Medizin hervorgebracht: die Reisemedizin. Sie versucht mit Beratungen, Schutzimpfungen, Empfehlungen für sachgemäße Bekleidung, Ernährung, Lebensweise und körperliche Aktivität sowie anhand von Informationen über eine geeignete Reiseapotheke Schaden abzuwenden.

Die bioklimatische Beratung vor Antritt des Urlaubs empfiehlt sich vor allem für geschwächte, kranke und alte Menschen, die häufig unter Wetterfühligkeit oder -empfindlichkeit leiden. Sie sollten unbedingt mit ihrem Therapeuten besprechen, ob sie dem Streß der Klimaumstellung an ihrem gewünschten Urlaubsort gewachsen sein werden oder ob mit Gesundheitsstörungen zu rechnen ist. Der Therapeut kann sich zur individuellen Beratung entsprechend über das zu erwartende Bioklima informieren.

Je nach Art der Krankheit eignen sich verschiedene Klimazonen für den Urlaub. Die wichtigsten sind:

109

⇨ das mitteleuropäische Mittelgebirgs-klima: In Höhen zwischen 400 und 800 Metern herrscht ein Schonklima mit geringerer Temperaturbelastung im Sommer und weniger Nebelbildung im Herbst. Das Klima eignet sich gut bei Erschöpfungszuständen, zur Rekonvaleszenz nach Krankheiten und Operationen, im Alter und bei Herz-Kreislauf-Erkrankungen;

⇨ das alpenländische Hochgebirgsklima: In Höhen über 800 Meter in den Alpen spricht man vom Hochgebirgsklima, das durch vermehrte Sonneneinstrahlung und verminderten Sauerstoffpartialdruck gekennzeichnet ist. Als Reizklima eignet es sich zum Herz-, Kreislauf- und Atemtraining, bei leichten Kreislaufstörungen sowie bei Streßfolgen durch chronische Überforderung;

⇨ das Mittelmeerklima: Es weist warme bis heiße, regenarme Sommer und milde, regenreiche Winter auf. Es kommt vor allem bei Herz-Kreislauf-Erkrankungen und Bluthochdruck von März bis Mai und September bis Oktober in Frage, aber nicht im Hochsommer. Auch Gesunde vertragen das Klima im Hochsommer nicht immer gut;

⇨ das nord- und mitteleuropäische See-klima: Hier ist vor allem an die Nord- und Ostsee mit ihrem Reizklima zu denken, das reine Luft, starke Luftbewegungen und ziemlich ausgeglichene Temperaturverhältnisse aufweist. Während an der Ostsee ein mildes Reizklima herrscht, besteht an der Nordsee ein rauheres Klima. Das Seeklima eignet sich bei niedrigem Blutdruck, chronischen Atemwegserkrankungen, Hautleiden, allergischen Krankheiten und auch bei Schilddrüsenunterfunktion.

Damit konnten aber nur einige allgemeine Anhaltspunkte gegeben werden, eine individuell richtige Beurteilung ist nur je nach Einzelfall dem Therapeuten möglich.
Eine Reise in ein ungewohntes Klima und zur falschen Jahreszeit ist um so risikoreicher, je schlechter die Konstitution des Reisenden und je größer der Klimaunterschied ist. Hinzu kommt, daß auch der Kreis der Wetterfühligen und Wetterempfindlichen zugenommen hat und im großen und ganzen auch eine geringere Anpassungsfähigkeit gegenüber stärkeren Klimareizen zu beobachten ist, wodurch die Anpassung an Wetter- und Klimaänderungen erschwert wird. Deshalb kommt einer Beratung über gesundheitsfördernde und gesundheitsschädigende Klimaelemente und Klimafaktoren der Urlaubsregionen eine wachsende Bedeutung zu, ähnlich wie es im eigenen Land durch den Kurortklimadienst mit Erfolg praktiziert wird.

Wohnsitzberatungen

Da sich in den letzten Jahren immer mehr, vorwiegend ältere, an chronischer Bronchitis, Asthma, Herz- und Kreislaufstörungen und Allergien leidende Menschen an Medizinmeteorologen und Ärzte gewandt haben, um sich hinsichtlich eines Wohnortwechsels in ein für sie günstigeres Klimamilieu beraten zu lassen, wurde ein Wohnsitzberatungsdienst geschaffen. Er wird durch Beratungsstellen wahrgenommen, die den Wetterämtern Essen, Frankfurt und München angegliedert sind. Anschriften und Zuständigkeitsbereiche dieser Dienststellen sind im Anhang angegeben. Personen, die eine bioklimatische Wohnsitzberatung wünschen, wenden sich an diese Stellen. Sie erhalten einen Fragebogen zu ihrem Gesundheitszustand, den sie vom Hausarzt ausfüllen lassen und an die zuständige Beratungsstelle zurückgeben. Besteht die Hoffnung, daß die bestehende Krankheit durch einen Wohnortwechsel in ein günstigeres Klimamilieu gelindert werden kann, wird aufgrund wissenschaftlicher Erkenntnisse, vorliegender Kurortklimagutachten und Heilanzeigen von Kurorten ein Ort in einer geeigneten Höhenlage und mit günstigen Klimabedingungen vorgeschlagen.

Natürlich werden auch persönliche Wünsche und Aspekte berücksichtigt. Man kann einen Städter nicht ohne weiteres in einen entlegenen Ort schicken und andererseits einen an ein ländliches Milieu gewöhnten Menschen nicht in einen größeren Kurort verpflanzen. Kulturelle Wünsche werden ebenfalls weitgehend berücksichtigt. Schließlich empfiehlt man dem Umzugswilligen einen Urlaub im zukünftigen Domizil zu verbringen, um das Klima zu testen.

damit für den Menschen zu vermeiden. Unter Umständen sind gezielte Messungen vor Ort vorzuschlagen, um eine objektive Entscheidung herbeizuführen. Dabei können automatische Bioklimastationen, die eine hohe zeitliche Auflösung haben und alle wesentlichen Klimaelemente digital erfassen, gute Dienste leisten. Das anfallende Datenmaterial wird im Sinne des Klima-Michel-Modells ausgewertet und durch zusätzliche Untersuchungen ergänzt. So ist schließlich eine aussagekräftige und objektive Begutachtung gewährleistet.

Beratungen für Planungen aller Art

Die Mitwirkung des Medizinmeteorologen bei größeren städtebaulichen Maßnahmen, bei der Standortfestlegung für Kliniken, Sanatorien und Erholungsheime, bei der Anlage von Kureinrichtungen und Terrainkurwegen wird immer häufiger in Anspruch genommen. Nach der Novelle zum Bundesbaugesetz ist bei der Bauleitplanung auch auf die Erhaltung und Sicherung der Landschaft als Erholungsraum, des Bodens, des Wassers, der Luftreinheit und des Klimas Rücksicht zu nehmen. So haben sich Länderministerien, Regierungspräsidien, Regionalverbände, Städte, größere Gemeinden und Verbände Gutachten beim Deutschen Wetterdienst eingeholt. Dem Gutachter, der mit geländeklimatologischen Fragen und medizinmeteorologischen Anwendungsmöglichkeiten vertraut ist, fällt die Aufgabe zu, Planungsvorhaben und Baumaßnahmen dahingehend zu prüfen, ob ihre Ausführung das Lokalklima in irgendeiner Form negativ beeinflussen kann und in welcher Weise durch klimagerechte Änderungen des Vorhabens Abhilfe geschaffen werden kann. Dabei ist oberster Grundsatz: Schäden für die Landschaft und für das Klima und

Anhang

Glossar

Abgleiten: die an der Trennfläche zweier Luftmassen mit unterschiedlicher Temperatur auftretende Abwärtsbewegung der oberen Luftschicht

Akklimatisation: Anpassung von Lebewesen an veränderte klimatische Bedingungen, die sich über einen Zeitraum von mehreren Tagen bis Monaten erstrecken kann

Albedo-Werte: ein Maß für das Rückstrahlungsvermögen nicht selbst leuchtender, diffus reflektierender Oberflächen. Die Werte geben das Verhältnis von reflektierter zu eingefallener Lichtmenge wieder und werden meistens in Prozent angegeben. Helle Flächen haben hohe, dunkle Flächen niedrige Albedo-Werte

Altocumulus: grobe Schäfchenwolken, die in Höhen zwischen 2 500 und 6 000 Metern auftreten und weiße, flache Wolkenballen bilden

Angina pectoris: anfallartig auftretende Schmerzen hinter dem Brustbein, die durch eine Erkrankung der Herzkranzgefäße zustande kommen

Angina tonsillaris: Mandelentzündung

Antizyklone: s. Hochdruckgebiet

Apoplexie: plötzlich auftretende, starke Blutung in ein Organ oder eine Körperhöhle

Appendizitis: Entzündung des Wurmfortsatzes des Dickdarms

Aufgleiten: das Sichübereinanderschieben zweier verschiedener Luftmassen längs einer Trennfläche, speziell das Aufgleiten von Warmluft über Kaltluft

Bioklimatologie: ein Teilgebiet der Meteorologie, das speziell die Einflüsse klimatischer Verhältnisse auf den lebenden Organismus untersucht

Biosphäre: der von den Lebewesen besiedelte Teil der Erde

Biosynoptik: Teilgebiet der Meteorologie, das Zusammenhänge zwischen Wetter und Organismus erforscht

Biotropie: die Wirksamkeit des Umweltfaktors auf den Organismus

Cirrostratus: dünner, weißer Eiswolkenschleier, oft über dem ganzen Himmel

Cirrus: aus einzelnen Fasern oder Büscheln bestehende, weiße, seidigglänzende Eiswolken (Federwolken)

Cumulus: dichte, scharf abgegrenzte Haufenwolken, die entweder flach über den Himmel verbreitet sind oder in die Höhe quellen

Cumulonimbus: mächtig aufgetürmte Haufenwolken, die in großer Höhe oft amboßartig verbreitet sind

Embolie: Verstopfung eines Blutgefäßes durch in die Blutbahn gelangte Fremdkörper

Exosphäre: die in 450 Kilometer Höhe beginnende äußere Schicht der Atmosphäre, die ohne scharfe Grenze in den freien Weltraum übergeht

Föhn: Luftströmung, die an der Luvseite von Gebirgen beim Aufsteigen Luftfeuchtigkeit abgibt und sich an der Leeseite beim Absteigen erwärmt

Formenkreis, spastischer: Erkrankungen, die durch Muskelkrämpfe bedingt sind

Grundschichtlabilität: das Bestreben der untersten Schicht der Atmosphäre, die 1,5 bis 2 Kilometer mächtig ist, aufzusteigen

Hartley-Bande: Absorptionsbande des Ozons, die Sonnenstrahlen mit Wellenlängen unterhalb 290 Nanometern absorbiert

Hochdruckgebiet: Gebiet mit hohem Luftdruck und absinkender Luftbewegung

Hypertonie: Bluthochdruck (Werte über 160/90 mm Hg)

Hypotonie: Blutniederdruck (Werte unter 105/60 mm Hg)

Inversion: Temperaturumkehr, Zunahme der Lufttemperatur mit zunehmender Höhe

Ionosphäre: Schicht der Atmosphäre in 80 bis 450 Kilometer Höhe, die durch Sonnenstrahlen ionisiert wird

Kaltfront: eine der Warmfront nachfolgende polare Kaltluftschicht, die sich wegen ihrer größeren Schwere unter die Warmluft schiebt

Klima: die Gesamtheit der Witterungen in einem Zeitabschnitt, wie sie durchschnittlich in diesem Zeitraum auftreten

Klimatologie: Wissenschaft vom Klima

Komfort-Gleichung (nach Fanger): eine Gleichung, die unter Berücksichtigung der Wärmeproduktion des menschlichen Körpers, der Körperoberfläche, des Wärmewiderstandes der Kleidung, der Lufttemperatur, des Wasserdampfdrucks der Umgebung und der relativen Windgeschwindigkeit festlegt, welche Umgebungstemperaturen behaglich sind

Labilität: Zustand der Atmosphäre, bei dem die Temperaturabnahme größer als 1 Grad Celsius pro 100 Meter Höhendifferenz ist

Mesosphäre: Schicht der Atmosphäre zwischen 50 und 80 Kilometer Höhe

Meteorologie: Lehre vom Wettergeschehen und den physikalischen Erscheinungen und Vorgängen in der Atmosphäre

Nimbostratus: gleichmäßig strukturlose graue bis dunkelgraue Wolkenschicht, aus der Niederschlag fällt. Die Untergrenze der Wolkenschicht ist uneinheitlich

Okklusion: die Vereinigung einer Warmfront mit einer Kaltfront

Ozon: aus 3 Sauerstoffatomen bestehende Sauerstoffmoleküle

Sauerstoffpartialdruck: die Sauerstoffspannung im Blut

Smog: starke Luftverschmutzung mit Dunst- oder Nebelbildung, tritt besonders über Städten und industriellen Ballungsräumen bevorzugt bei Inversionswetterlage auf

Strahlstrom: sehr starker, relativ schmaler Luftstrom, der entlang einer horizontalen Achse in der Stratospähre oder Troposphäre konzentriert ist

Stratosphäre: an die Troposphäre anschließende Schicht der Atmosphäre, die bis in etwa 50 Kilometer Höhe reicht

Stratus: graue, gleichförmige Wolkenschicht mit tiefer Untergrenze, aus der Sprühregen fallen kann

Thermoregulation: Steuerung des Wärmehaushalts

Thrombose: teilweiser oder völliger Verschluß eines Blutgefäßes durch ein Blutgerinnsel

Tiefdruckgebiet: Gebiet niedrigen Luftdrucks, in das Luftmassen unterschiedlicher Temperatur in die unteren Schichten einströmen

Troposphäre: unterste Schicht der Atmosphäre, die zwischen 9 und 17 Kilometer dick ist

Warmfront: die vom Erdboden ausgehende Trennfläche zweier verschieden dichter Luftmassen, an der die wärmere Luftmasse auf die vor ihr liegende kältere Luftmasse aufgleitet

Warmsektor: der von der Warmluft eingenommene Bereich eines Tiefdruckgebietes

Wetter: der Zustand der Atmosphäre zu einem bestimmten Zeitpunkt an einem bestimmten Ort, wie er durch die Größe der meteorologischen Elemente und ihr Zusammenwirken gekennzeichnet ist

Wetterakkord: Reizwirkung des Wetters, die durch die Summe der einzelnen Wetterfaktoren zustande kommt

Wetterempfindlichkeit: Reaktion des Organismus auf das Wetter bei Vorerkrankungen

Wetterfühligkeit: subjektive und objektive Befindungsstörungen und Beschwerden bei Wetteränderungen

Wetterreaktion: unbemerkte Anpassung des Organismus an wechselnde Wetterbedingungen

Zyklone: s. Tiefdruckgebiet

Adressenverzeichnis

1. Medizinmeteorologische Beratungsstellen in der Bundesrepublik Deutschland:

Deutscher Wetterdienst
Wetteramt Essen
Wallneystraße 10
4300 Essen 1
Tel. (0201) 71 20 21-24
Zuständigkeitsbereich: Schleswig-Holstein, Bremen, Hamburg, Berlin, Niedersachsen, Nordrhein-Westfalen

Deutscher Wetterdienst
Wetteramt Frankfurt
Frankfurterstraße 135
6050 Offenbach
Tel. (069) 80 62-296
Zuständigkeitsbereich: Saarland, Rheinland-Pfalz, Hessen, Baden

Deutscher Wetterdienst
Wetteramt München
Bavaria-Ring 10
8000 München 2
Tel. (089) 53 00 84-88
Zuständigkeitsbereich: Württemberg, Bayern

2. Medizinmeteorologische Hinweise können jeden Tag über Fernsprechansagedienst unter der Rufnummer (0) 11 60 1 abgerufen werden. Sie sind auch über Btx 444407// erreichbar.

3. Der Pollenwarndienst ist unter der Rufnummer (0) 11 60 1 im gesamten Bundesgebiet zu erreichen. Dort erhält man Auskünfte über den regionalen Pollenflug.

Wer sich über den Pollenflug in der gesamten Bundesrepublik informieren will, kann dies tun bei der

Stiftung Deutscher Polleninformations-
dienst
4050 Mönchengladbach 1
Gabelsbergerstraße 23
Tel. (02161) 46 46

Literaturhinweise

1. Themenkreis Wetter und Gesundheit

Assman, D.: Die Wetterfühligkeit des Menschen. Gustav Fischer Verlag, Jena, 1963, 2. Aufl.

Becker, F.: Arbeitsgrundlage der medizinmeteorologischen Vorhersage im Königsteiner Arbeitskreis. Med. Met. Hefte 11, 1956.

Brezowsky, H.: Meteorologische Analysen nach der Tölzer Arbeitsmethode, Meteor. Rundschau 18, Nr. 6, 1965.

Cordes, H., Jendritzky, G., Stahl, A.: Der Einfluß des Wetters auf das Verkehrsunfallgeschehen. Zeitschrift für Verkehrssicherheit 24, 1978.

Curry, M.: Bioklimatik. American Bioclimatic Research Institute, Riederau/Ammersee, Band 1 und 2, 1946.

Daubert, K.: Spezifische Reizkomponenten des Wetters und ihre Beziehungen zum gesunden und kranken Organismus. Medizinische Hefte 13, 1958.

Daubert, K.: Wetter-Klima-Haut. In: Schönfeld, G,: Handbuch der Dermatologie, Band 1, Thieme Verlag, Stuttgart, 1962.

Dirnagl, K.: Neuere Untersuchungs-ergebnisse zur Beeinflussung des menschlichen Befindens durch das Wetter. Therapiewoche 27, 1977.

Faust, V.: Biometeorologie. Hippokrates Verlag, Stuttgart, 1977.

Faust, V.: Wetterfühligkeit. Hippokrates Verlag, Stuttgart, 1985.

Faust, V.: Wetter-Klima-menschliche Gesundheit. Hippokrates Verlag, Stuttgart, 1986.

Gobritz, H.: Der Verkehrsunfall in Relation von Zeit und Wetterfaktoren. Dissertation, München, 1974.

Harlfinger, O.: Wetter und Krankheit. Betriebsärztliches II, 1977.

Hellpach, W.: Geopsyche. Enke Verlag, Stuttgart, 2. Aufl., 1950.

Hellpach, W.: Geopsychische Erscheinungen. 3. Aufl., Leipzig, 1917/1923.

Horvath, L. G.: Der Einfluß von Wetteränderungen auf das Unfallgeschehen. Zeitschrift für Verkehrssicherheit 16, 1970.

Jendritzky, G.: Der Einfluß des Wetters auf das Verkehrsunfallgeschehen. Zeitschrift für Verkehrssicherheit 24, 1978.

Kevan, S. M., Faust, F.: Wetter-Klima-Kriminalität. Zeitschrift für Allgemeinmedizin 5, 1976.

King, E.: Medizinmeteorologische Einflüsse auf den Straßenverkehr. Zeitschrift für Verkehrssicherheit 4, 1958.

King, E.: Die Wetterabhängigkeit von Verkehrsunfällen. Zeitschrift für Verkehrssicherheit 7, 1961.

Kuhnke, W.: Erläuterungen zur Dezimalklassifikation des Wettergeschehens. Med. Met. Hefte 11, 1956.

Maczinski, B.: Wetter, Reaktionszeit und Verkehrsunfälle. Balneologie Polska 17, 1972.

Montesquieu, Ch. de: Aus: Spirit of the Laws. Vol. 1, New York, 1899.

Reinke, R., Swantes, H. J.: Medizinmeteorologie. Informationen für den Fachdienst, Heft 9, DWD Selbstverlag, Offenbach, 1978.

Runge, R.: Witterungsverhältnisse und Straßenverkehrsunfälle. Auswertungsergebnisse und Konsequenzen. Vortrag, 11.AFØ61. UVU-Seminar, Köln, 1976.

Sönning, W.: Medizinmeteorologische Informationen. Grundlagen und Erfahrungen. Unveröffentlicht, 1985.

Sönning, W.: Wettereinflüsse auf den chronischen Verlauf der Polyarthirtis. Zeitschrift für Physiologische Medizin 3, 1981.

Spann, W.: Diskussionsbeitrag zu „Verkehrsunfälle und Wetter«. Med. Met. Hefte 11, 1956

Staiger, H.: Infarktereignis und Wetter. Arch. Met. Geophys. Bioklimatol. Serie B, 31, 1982.

Trenkle, H.: Wetterkunde für Ärzte. Vortrag beim biometeorologischen Symposium in Ravensburg-Weißenau. Unveröffentlicht, 1985.

Trenkle, H.: Wetterfühligkeit. Medizinmeteorologische Hinweise für die Öffentlichkeit. Münchner Medizinische Wochenschrift 127, Nr. 12, 1985.

Trenkle, H.: Auch das brachte der Winter: Wetterstreß. Interview. In: Medizinische Wochenschrift 126, Nr. 7, 1984.

Trenkle, H.: Wetter und Gesundheit. Ärztezeitschrift für Naturheilverfahren, Heft 6, 1987.

Trenkle, H.: Wetter-Klima-Mensch. AOK-Informationsreihe, Heft 2, 1987.

Tromp, S. W.: Progress in Biometeorology. Band I, Teil 2, Amsterdam, 1977.

Ungeheuer, H., Kügler, H.: Meteorologie-Biologie-Medizin, Arzneimittelforschung 7, Nr. 6, 1957.

Ungeheuer, H.: Wetter und Verkehrs-unfälle. Wetter und Leben 8, 1956.

2.Themenkreis saisonbedingte Krankheiten

Abel, H., Baumgartner, A., Donle, W.: Jahresgänge der Saisonkrankheiten. In: Faust, V.: Wetter-Klima-menschliche Gesundheit. Hippokrates Verlag, Stuttgart, 1986.

Faust, V.: Wetterfühligkeit. Hippokrates Verlag, Stuttgart, 1985.

De Rudder, B.: Grundriß einer Meteorobiologie des Menschen. 3. Aufl., Springer Verlag, Berlin, 1952.

Jusatz, H.J.: The Importance of Biometeorological and Geomedical Aspects in Human Ecology. International Journal of Biometeorology 10, 1966.

3. Themenkreis Klima und Gesundheit

Amelung, W.: Medizinische Klimatologie. 2. Aufl., Bonn, 1959.

Amelung, W.: Die Heilanzeigen der heilklimatischen Kurorte. Heilbad und Kurort, Heft 11, 1981.

Becker, F., Wagner, M.: Bioklimakarte für die Bundesrepublik Deutschland. Flöttmann Verlag, Gütersloh, 1972.

Becker, F., Amelung, W., Schröder, V.: Wetter, Klima und Mensch. Klinik und Gegenwart, Urban & Schwarzenberg Verlag, München, 1962.

Chandler, T. J.: Urban Climatology and its Relevance to Urban Design. WMO Techn. Note 149, Genf, 1976.

Deschwanden, J.: Klima in der Therapie. Schweiz. Arb. Gem. f. Klimafragen des Gesundheitsamtes, 1972.

Deutscher Wetterdienst: Stadtklima. Promet, Heft 4, Offenbach, 1979.

Eriksen, W.: Probleme der Stadt- und Geländeklimatologie. Wissenschaftliche Buchgesellschaft Darmstadt, 1975.

Fanger, O.: Thermal Comfort. Analysis and Apllications in Environmental Engineering. Koppenhagen, 1970.

Fezer, F., Karrasch, H.: Stadtklima. Spektrum der Wissenschaft, August 1985.

Fiedler, F.: Modifikation der Luftfeuchte in einem Stadtgebiet. Stadtklima. Promet, Heft 4, DWD, Offenbach, 1979.

Hann, J. von: Meteorologische Zeitschrift 15, 1898.

Harlfinger, O.: Bioklimatologie des Mittelmeeraumes. Notabene medici 5, Heft 6, 1975.

Harlfinger, O.: Die Aerosolverhältnisse von Freiburg. Staub-Reinhaltung der Luft 38, Nr. 11, 1978.

Harlfinger, O.: Bioklimatischer Ratgeber für Urlaub und Erholung. Gustav Fischer Verlag, Stuttgart, 1985.

Harlfinger, O.: Klima und Urlaub. Die Bioklimatologie als notwendige Ergänzung zur Reisemedizin. In: Faust, V.: Wetter-Klima-menschliche Gesundheit, Hippokrates Verlag, Stuttgart, 1986.

Hentschel, G.: Mensch und Klima. Analyse der bioklimatischen Anpassung. Zeitschrift für Physiotherapie 31, 1979.

Hitmair, A.: Das Kurklima als Therapiefaktor. Zeitschrift für angewandte Bäder- und Klimaheilkunde 10, 1963.

Höppe, P.: Die Engergiebilanz des Menschen. Münchner Univ. Schriften, Fachbereich Physik, Wissenschaftliche Mitteilungen Nr. 49, 1984.

Höppe, P.: Sicht der Humanbiometeorologie. Forstwissenschaftliches Zentralblatt 103, Heft 2, 1984.

Israel, S.: Der Einfluß mittlerer Höhe auf die wesentlichen biologischen und physiologischen Funktionen. Theorie und Praxis des Leistungssports, Heft 6 und 7, 1967.

Jendritzky, G.: Die Beurteilung der thermischen Reizstärke in heilklimatischen Kurorten. Z. Phys. Med. Baln. Med. Klimat. 13, 1984.

Jendritzky, G.: Kurortklimatologie. Die thermische Reizstärke in der Bundesrepublik Deutschland im Jahresverlauf. In: Faust, V.: Wetter-Klima-menschliche Gesundheit. Hippokrates Verlag, Stuttgart, 1986.

Jendritzky, G.: Klimatherapie. In: Lehrbuch der Naturheilverfahren. Hrsg. von Schimmel, K., Hippokrates Verlag, Stuttgart, 1986.

Jost, D.: Luftqualität in belasteten Gebieten und fern von Emittenten. Staub-Reinhaltung der Luft 44, Nr. 3, 1984.

Jungmann, H.: Akklimatisationprobleme bei Gesunden und Kreislaufkranken. Arch. f. Phys. Therapie 7, 1955.

Jungmann, H.: Das Klima in der Therapie innerer Krankheiten. J. Ambr., Barth Verlag, München, 1962.

Jungmann, H.: Meeresheilkunde. Heilbad und Kurort, Heft 10, 1981.

Kratzer, A.: Das Stadtklima. Vieweg Verlag, Braunschweig, 1956.

Kröling, S.: Befindlichkeits- und Behaglichkeitsstörungen in konventionellen und klimatisierten Gebäuden. Bericht BMFT-Vorhaben FKZ:MVD 132, Bonn, 1985.

Landsberg, H.: The Urban Climate. Int. Geophys. Ser. Vol. 28, Academic Press London, 1981.

Schmidt-Kessen, W.: Praktische Klimatherapie. Handbuch für physikalische Therapie, Band III, S. Fischer Verlag, Frankfurt, im Druck.

Trenkle, H.: Das Klima des Waldes. Auswirkungen der Walderkrankungen auf die Erholungslandschaft. Die Medizinische Welt 39, 1988.

Trenkle, H.: Bioklimastufen im Schwarzwald. Heilbad und Kurort 33, Heft 9, 1981.

Trenkle, H.: Klima und Gesundheit. Die Medizinische Welt 36, 1985.

Register